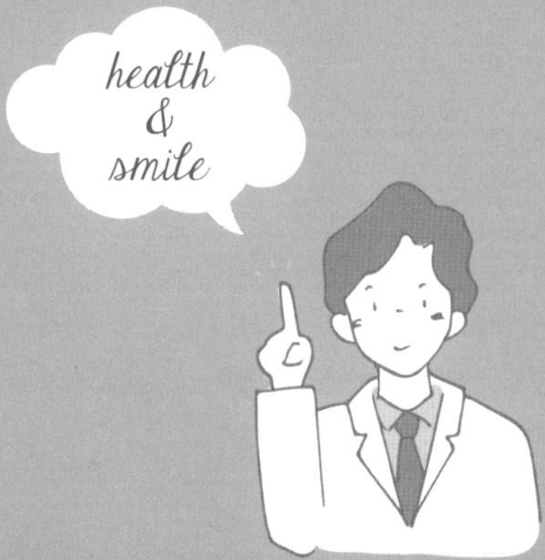
health
&
smile

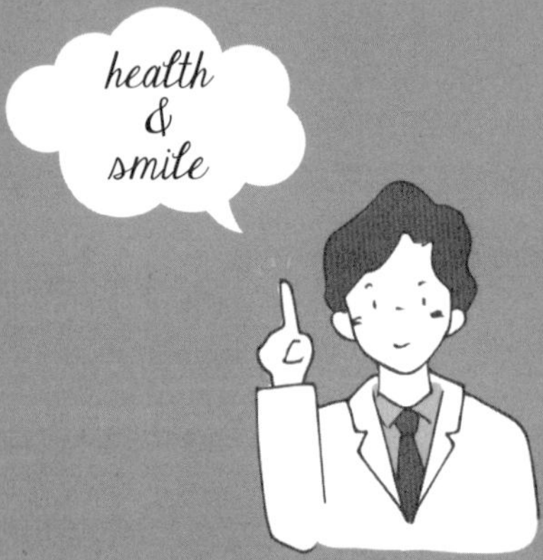
health
&
smile

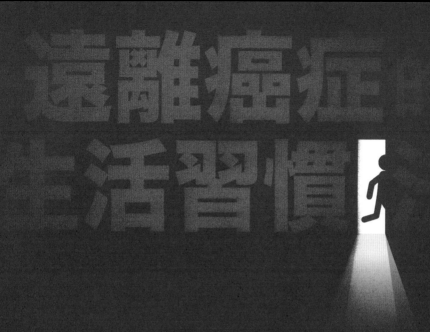

遠離癌症生活習慣

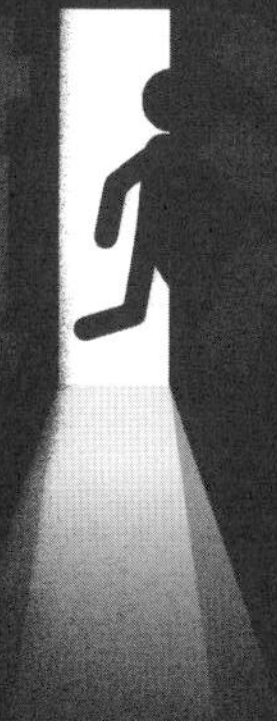

權威醫師傳授5大防癌對策，
一起逆轉罹癌時代

逆轉！罹癌時代：權威醫師傳授5大防癌對策，
改善生活習慣就能降低50%罹癌機率

全新封面再版

津金昌一郎——著
鄭光祐——譯

作者序

由現代日本人的死因統計來看，一般來說平均每三人當中就有一人死於癌症，而癌症現在也成為台灣人死因第一名，統計至2017年已經連續蟬連35年了。尤其是青壯年世代當中，有半數人因癌症而死亡。另外，由年齡別癌症統計資料預估，年紀愈大愈有機率罹患癌症，且平均每二人當中就有一人，一生當中一定會罹患某一種癌症。再加上邁向高齡化社會，今後罹癌的人數也會日漸增多。

根據衛福部資料顯示，台灣2015年共有四萬六千多人死於癌症，相當於每十一分十三秒，就有一人因癌症過世。而奪走最多人性命的十大癌症依序為肺癌、肝癌、大腸直腸癌、女性乳癌、口腔癌、攝護腺癌、胃癌、胰臟癌、食道癌、子宮頸癌。

「罹癌」，可以說是人類老化現象的一種，不論是誰都有可能會發生的切身問題。

就如同沒人可以避免老化一樣，所以也沒有絕對不會罹癌的方法。但是其實有方法可以降低癌症發生在自己身上的機率，就是透過良好的生活習慣來避免像癌症這樣的疾病，只要小小的改變就可以得到大大的成效。

由2007年實施的「癌症對策基本法」當中，說明國民應盡責任義務「應具備抽煙、飲食生活、運動及其它生活習慣對健康所造成的影響，以及可能造成罹癌的傳染病等等相關正確知識，同時需對癌症預防多加注意，視情況接受癌症檢查之外，也須努力提高對癌症患者的了解」。事實上，生活習慣與癌症之間的關係，以及癌症預防相關資訊早已充斥整個社會，所以我們有必要慎選值得信賴又可靠的資訊。

罹癌的原因不只一個，癌症是一種因抽煙、喝酒、飲食及運動等等的日常生活習慣，以及肝炎或幽門螺桿菌的持續感染等，重複交疊所引起的多因子疾病。

本書根據科學性證據，向讀者介紹明確的癌症預防方法，請務必做為參考，若是能對你在癌症預防上有所幫助，那我深感榮幸。

國立癌症研究中心社會和健康研究中心主任
津金　昌一郎
2017年1月

目錄

逆轉！罹癌時代

權威醫師傳授5大防癌對策，改善生活習慣就能降低50%罹癌機率

檢視你的罹癌機率

第1章 癌症是什麼？癌症的基本知識

第2章

50％的癌症可藉由改善生活習慣來預防

第3章 遠離癌症的生活習慣法

癌症預防方法 5

第4章

為了能早期發現，所以必須清楚各種癌症的基本知識

第5章 為了能正確接受癌症檢查，必須先了解的事

第6章

關於癌症治療費，你必須要知道的事

檢視你的罹癌機率！

你是否容易罹癌？還是不易罹癌？

利用這份檢查表一起確認必要的癌症預防對策吧！

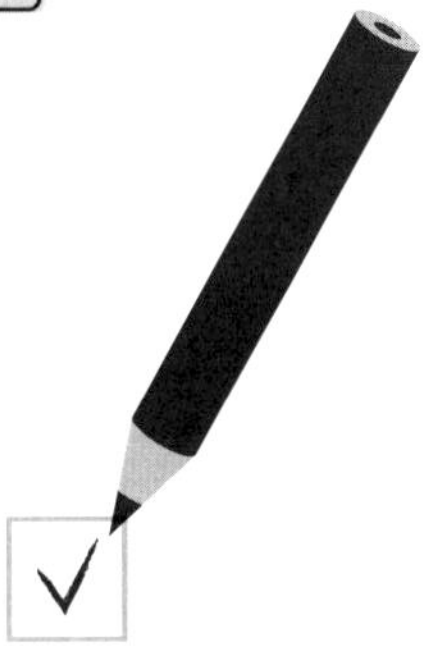

檢視你的罹癌機率！

罹癌主要原因，也許是在你日常生活當中不自覺的一種習慣，並且每天逐漸提高你罹癌的可能性也不一定。

那麼到底是怎樣的生活習慣，才會造成罹癌機率提高呢？首先了解這點正是預防癌症的第一步。

由下頁開始檢視各個項目，並請確認各頁下方的判斷和建議，藉此了解提高罹癌機率的原因及必要的癌症預防對策。

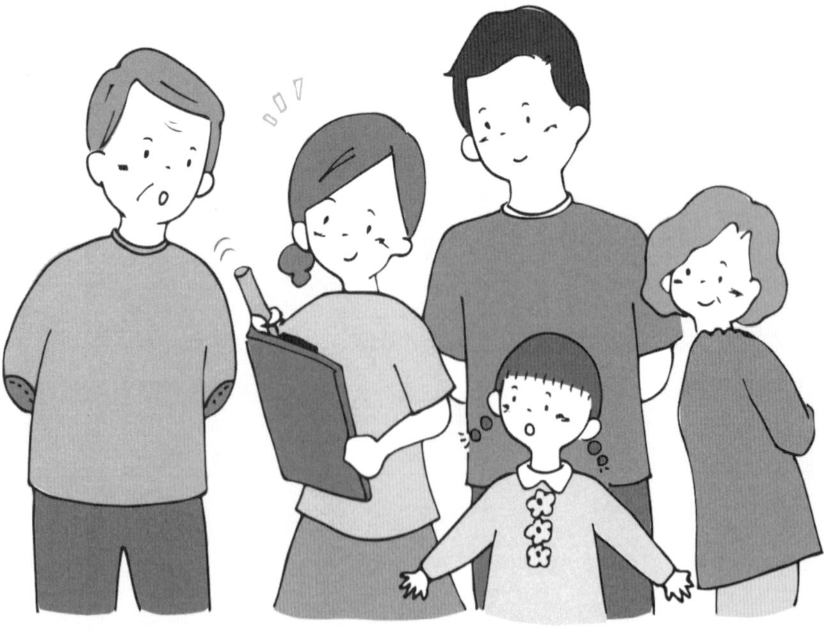

香煙

- [ ] 完全不吸
- [ ] 過去曾吸過
- [ ] 目前仍在吸煙

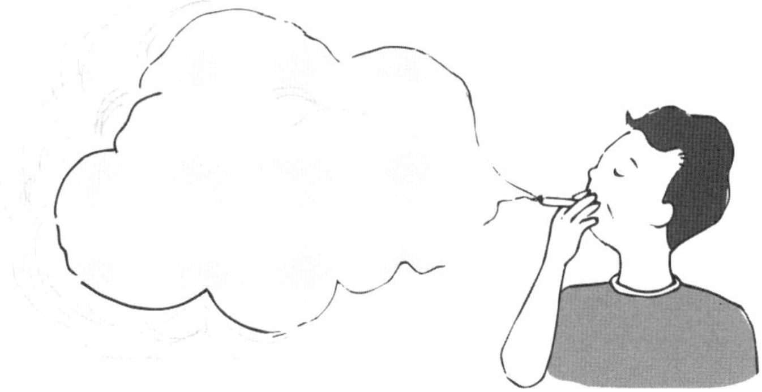

判斷和建議

● 勾選「**完全不吸**」的人，可以除去1項造成罹癌的主因。

● 勾選「**過去曾吸過**」的人，相較曾吸過的時候，雖然罹癌機率降低不少，那時的影響仍無法完全消除。但是為了不再吸煙，請參考 第60頁。

● 勾選「**目前仍在吸煙**」的人，吸煙將會成為增加罹癌機率的最主要原因。參照 第60頁，現在開始立即戒煙吧。另外，二手煙的確會讓周遭的人增加罹癌機率，請參考 第66頁。

二手煙

- [ ] **周遭沒有抽煙的人，就算有也不會靠近**
- [ ] **自己雖然不抽煙，但有時會在家裡、公司、公眾場所等地方吸到二手煙**

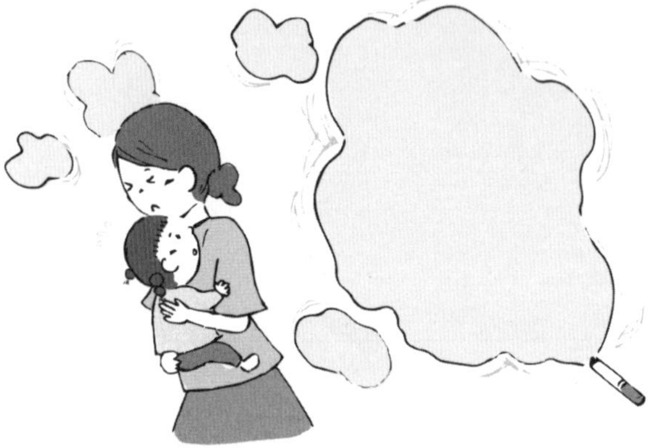

判斷和建議

● 勾選**「周遭沒有抽煙的人，就算有也不會靠近」**的人，可以除去1項罹癌主因。

● 勾選**「自己雖然不抽煙，但有時會在家裡、公司、公眾場所等地方吸到二手煙」**的人，罹癌機率確實的在增加當中。參考 **第66頁**，採取不靠近正在抽煙的人、或是移動到其它房間等等的對策吧。另外，如果吸煙的是家人或是對你來說很重要的人，參考 **第60頁**，務必勸他們戒煙。

飲酒

- [ ] 完全不喝
- [ ] 適量喝酒（例如日本酒的話就是100ml、啤酒的話就是最多1大罐633ml）
- [ ] 幾乎每天超量喝酒（例如日本酒的話就是200ml、啤酒的話就是2大罐以上）

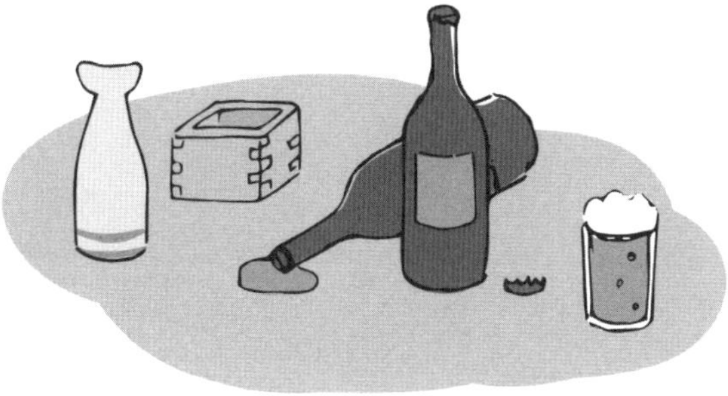

判斷和建議

● 勾選**「完全不喝」**的人，可以除去1項罹癌主因。

● 勾選**「適量喝酒」**的人，除了可以去除1項罹癌主因外，還可以降低心肌梗塞或中風等等的風險。就按照這步調有節制的喝酒吧。

● 勾選**「幾乎每天超量喝酒」**的人，罹癌機率確實的在增加當中。參考第70頁，從今天開始適量喝酒吧。

飲食

你大約多久吃一次蔬果？

☐ **我常常在吃**

☐ **幾乎不吃**

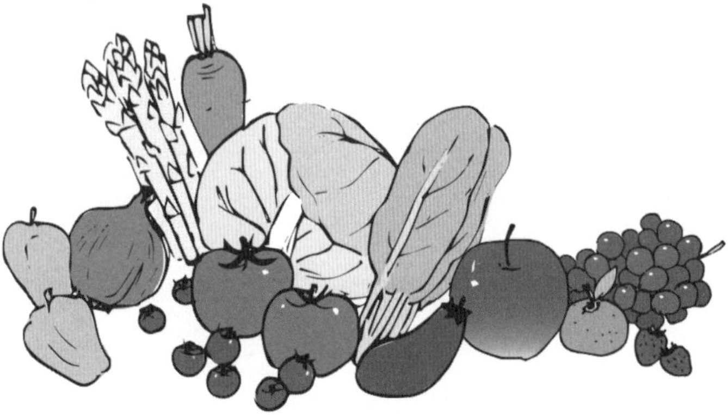

判斷和建議

● 勾選**「我常常在吃」**的人，比起幾乎不吃的人，罹癌機率要低的許多，並且得到中風或心臟病的機率也要低的許多，詳細請參考 第74頁。

● 勾選**「幾乎不吃」**的人，比起常常在吃的人，罹癌機率要高出許多。綜合蔬果，以1天合計攝取400g為目標吧，詳細請參考 第74頁。

飲食

你大約多久吃一次鱈魚卵、鮭魚卵、醃漬小菜等等醃漬品？

- ☐ **完全不吃，就算吃也是1星期不到1次**
- ☐ **最喜歡醃漬品了，1星期至少吃1次以上**

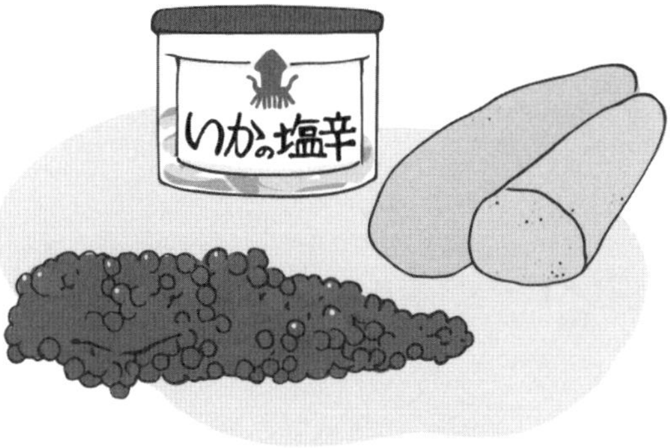

判斷和建議

● 勾選「**完全不吃，就算吃也是1星期不到1次**」的人，可以除去1項罹癌主因。

● 勾選「**最喜歡醃漬物了，1星期至少吃1次以上**」的人，幾乎可以確定罹癌機率正在增加當中。食用鹽攝取過多，不僅會提高罹癌機率，也會引起高血壓並增加腦中風機率，詳細請參考第78頁。並以第81頁的「減鹽技巧」做參考，逐步減少每餐的鹽攝取量吧。

飲食

你是如何飲用茶或湯之類的熱飲呢？

- [ ] 稍微冷卻之後再飲用
- [ ] 我喜歡趁熱喝

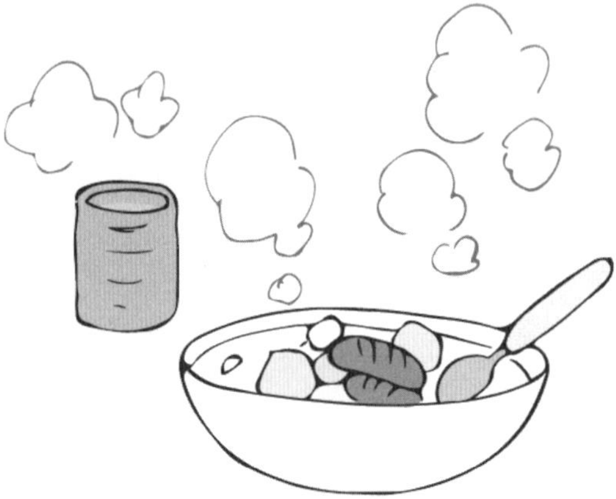

判斷和建議

● 勾選**「稍微冷卻之後再飲用」**的人，可以除去1項罹癌主因。

● 勾選**「我喜歡趁熱喝」**的人，幾乎可以確定罹癌機率正在增加當中。熱飲會傷害口腔內或食道的黏膜細胞而增加罹癌機率。建議熱飲最好稍微冷卻之後再飲用，詳細請參考第82頁。

飲食

你大約多久吃一次紅肉（牛／豬／羊肉）或加工肉品（火腿／香腸等等）？

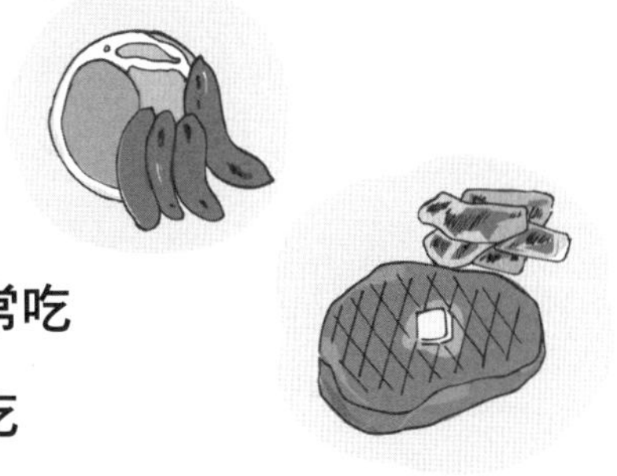

- ☐ **不常吃加工肉**
- ☐ **不常吃紅肉**
- ☐ **我喜歡加工肉，所以常常吃**
- ☐ **我喜歡紅肉，所以常常吃**

判斷和建議

● 勾選「**不常吃加工肉**」的人，可以除去1項罹癌主因。

● 勾選「**不常吃紅肉**」的人，雖然可以除去1項罹癌主因，但有可能會增加腦中風或肺炎機率。一般來說亞洲人和日本人不太食用紅肉。食用過度雖然不好，但還是多少攝取一點吧。

● 勾選「**我喜歡加工肉，所以常常吃**」的人，也許會提高罹癌機率，詳細請參考第84頁。

● 勾選「**我喜歡紅肉，所以常常吃**」的人，也許會提高罹癌機率，但可以排除1項腦中風或肺炎的發生原因。參考第84頁，注意別吃太多哦。

運動

請加總①②③的分數

① 1天當中，你做會流汗的運動大約多久呢？

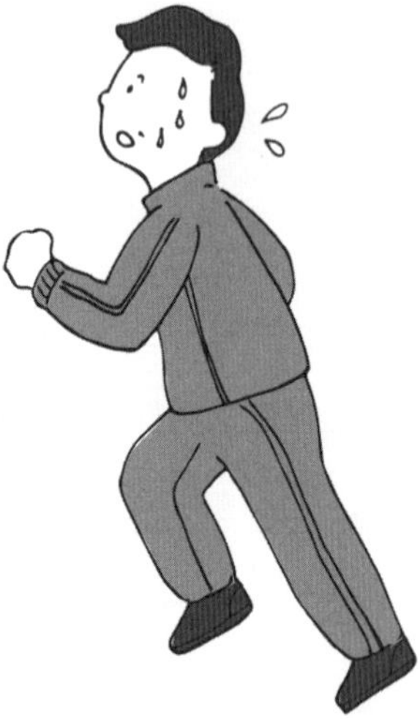

- □ **完全沒有** 0分
- □ **不到1小時** 2分
- □ **1小時以上** 10分

② 1天當中你坐著的時間大約多久呢？

- □ **不到3小時** 4分
- □ **3小時以上，不到8小時** 3分
- □ **8小時以上** 0分

運動

③ 1天當中，你站立走動的時間大約多長呢？

- [ ] 不到1小時　0分
- [ ] 1小時以上，不到3小時　2分
- [ ] 3小時以上　10分

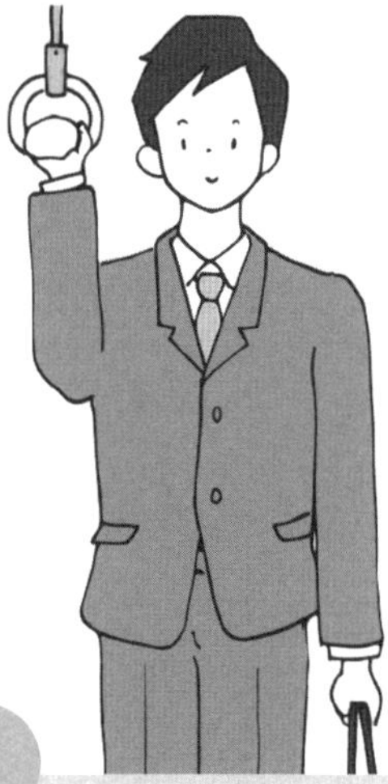

判斷和建議

● **「10分以上」**的人，罹癌機率逐漸降低，今後也按此步調每天活動筋骨吧。

● **「6～9分」**的人，再多一些活動量，就可以降低罹癌機率，詳細請參考第86頁。

● **「0～5分」**的人，多注意一些活動筋骨的生活習慣吧。在日常生活當中愈常活動筋骨的人，不僅會降低罹癌機率，也可以降低因心血管疾病所造成的死亡率，詳細請參考第86頁。

體型

你的BMI值是多少？

☐ **男性21～27（不滿40歲的為25）、女性21～25之間**

☐ **男性27.1（不滿40歲的為25.1）以上、女性25.1以上**

☐ **男性不滿21、女性不滿21**

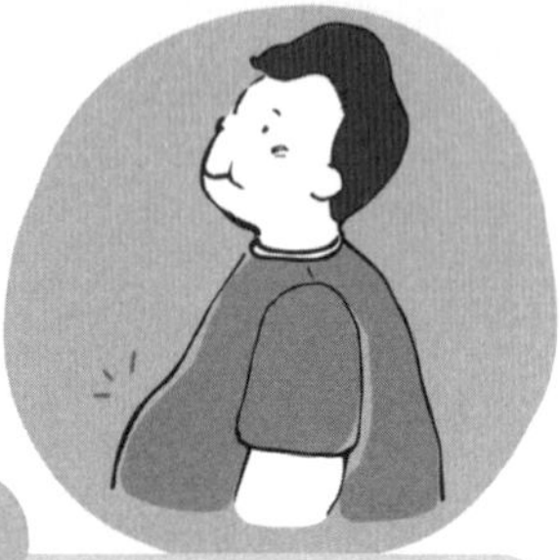

● **BMI值計算方式**

體重（kg）÷[身高（m）×身高（m）]=BMI

※詳細請參考第99頁

判斷和建議

● 勾選「**男性21～27（25）、女性21～25之間**」的人，可以除去1項罹癌主因。

● 勾選「**男性27.1（25.1）以上、女性25.1以上**」的人，有可能提高罹癌機率。特別是男性BMI值超過30的人，罹癌機率會增加許多。詳細請參考**第92頁**，努力減回正常體重吧。

● 勾選「**男性不滿21**」的偏瘦男性，是高罹癌風險群。勾選「**女性不滿21**」的偏瘦女性，則可以除去1項罹癌主因，但罹患肺炎等其它疾病的機率卻增加許多。請參考**第97頁**，請1日3餐均衡地飲食吧。

綜合判斷和建議

你知道你的生活習慣當中，潛藏著多少罹癌風險嗎？

這份罹癌機率檢查表的項目、判斷和建議，是根據國立癌症研究中心制定的「日本癌症預防法」所製成的，可供大多數有相似生活習慣的人參考。

「日本癌症預防法」當中所建議實踐的生活習慣，能降低罹癌機率。但是，提升罹癌機率的主因除了這份檢查表的項目以外還有許多原因。另外，即使嚴格遵守這些項目所建議的生活習慣，很可惜的是有時候還是會罹患癌症，那該怎麼辦呢？這本書就是專門解答像上述這些關於癌症的各式疑問。

關於癌症預防相關的生活習慣將會在第2章和第3章當中闡述。

請務必做為參考並重新審視你的生活習慣。

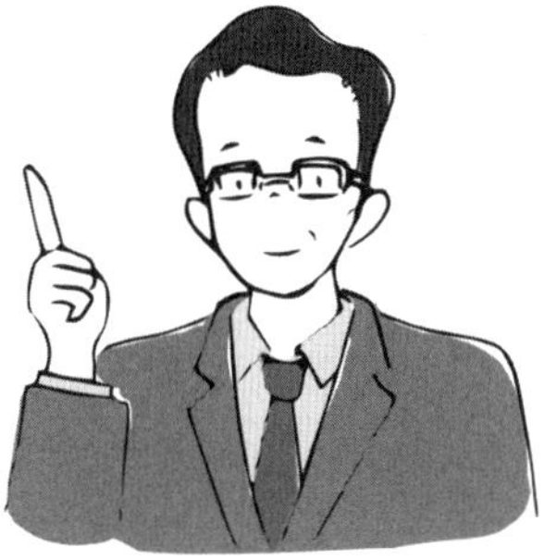

第1章

癌症是什麼？癌症的基本知識

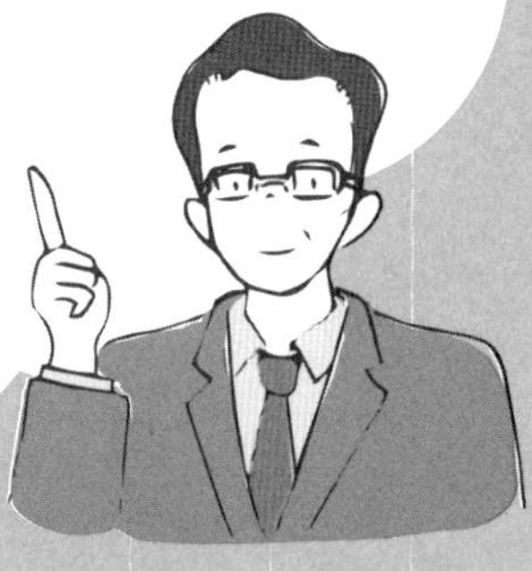

癌症是遺傳病嗎？

你是容易罹癌的體質嗎？

為何會罹患癌症？

消除對癌症的基本疑問正是預防癌症的第一步！

你是容易罹癌的體質嗎？

「我們家族裡有很多人因癌症而死亡，自己是不是也會因癌症而死亡呢？」、「雙親都罹患癌症。我是否也是容易罹癌的體質？」等等，你是否曾有這些疑慮呢？

根據厚生勞働省所發表的「日本人對癌症預防的意見調查」，其中配合調查的1360位成年男女當中，發現超過半數以上的人認為「有2成以上的癌症是因為基因遺傳，從出生時就已經被決定了」。並且每5人就有1人回答「50％以上是因為遺傳基因的影響所致」。

的確，某一特定癌症極容易發生在相同血緣家族當中，**基因的影響對於癌症的發生有很大的關係。**

那麼是否會罹患癌症，還是因為基因關係，出生時就已經被決定好了？

這裡有一份讓人感興趣並能為我們解答疑惑的研究報告，2016年北歐和美國國際共同研究團隊所發表的**「雙胞胎研究」**。

你覺得癌症由基因遺傳的機率是？

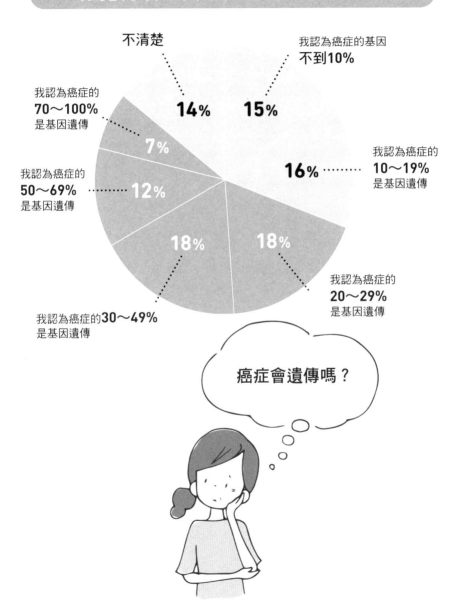

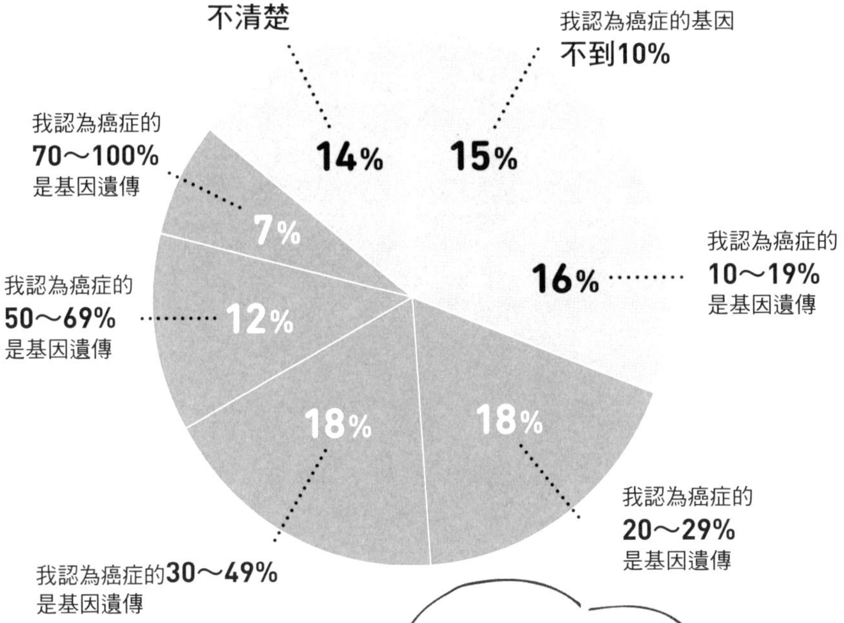

在此研究當中，以丹麥、芬蘭、挪威、瑞典各地超過20萬組的同卵及異卵雙胞胎為對象，調查並解析與生俱來的體質對癌症的發病率有怎樣的關聯。自1943年至2010年長期針對雙胞胎進行追蹤調查。

解析方法簡單來說就是經由基因完全相同的同卵雙胞胎，和基因有一半相同的異卵雙胞胎之間罹癌率進行比較，**如果特定的癌症下在同卵雙胞胎上的罹癌率愈高，那項癌症就比較有可能是基因遺傳**。

調查的結果，雙胞胎全部的罹癌率為32%，當雙胞胎其中一方被診斷出罹癌時，另一方被診斷出罹癌的機率，同卵的情況為46%、異卵的情況為37%。也就是說**雙胞胎2人都罹癌的機率，同卵機率高出14%、異卵機率高出5%**。

研究團隊由此結果得出**「遺傳造成的罹癌率」約佔癌症整體的33%（也包含遺傳性體質對環境因素的影響）**。也就是說全部癌症當中約有1／3會因為遺傳性因素而發病，**剩餘的2／3則受到生活習慣這項後天環境因素影響著**。

未來會因生長環境因素而改變

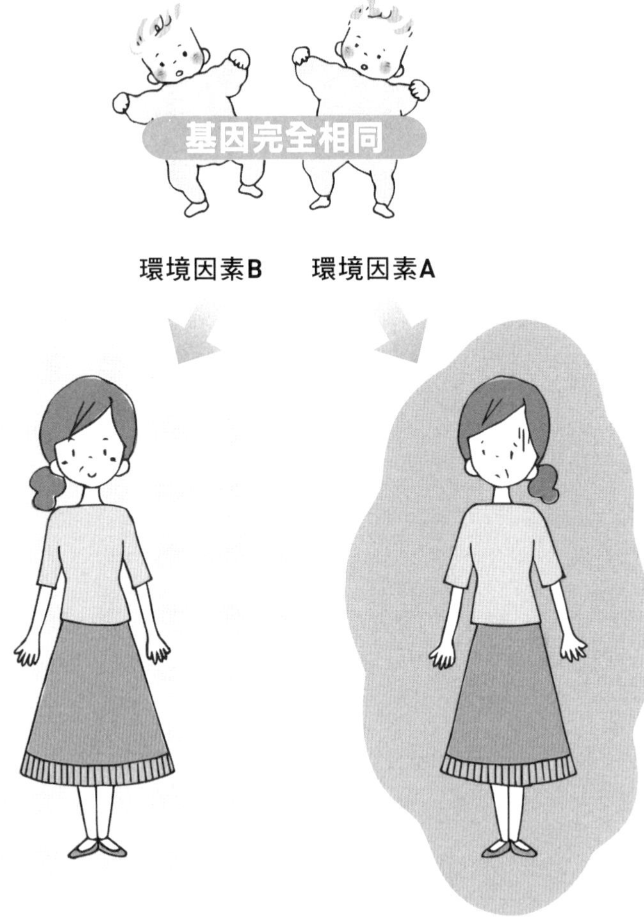

即使基因完全相同的2人，也會因生活習慣等環境的不同，造成罹癌和不會罹癌的差異。

此份研究也可針對特定癌症進行預估，容易遺傳的癌症有皮膚癌中的一種「黑色素瘤」58％、「攝護腺癌」57％、「黑色素瘤以外的皮膚癌」43％，攝護腺癌將會在之後詳述。皮膚癌或黑色素瘤一般來說，皮膚愈白的人愈容易受到紫外線的影響，所以比起黃種人或黑人，白人更容易罹患此種癌症。

具有某種程度的遺傳性癌症為**「卵巢癌」**39％、**「腎臟癌」**38％、**「乳癌」**31％、**「子宮體癌」**27％。但是不管那項的比例都不超過40％，也就是**超過60％以上是因為生活習慣等環境因素影響，這些是導致罹患癌症的主因**。

以前的日本被稱做「胃癌大國」，胃癌死亡率居全球之冠，但2013年後則被「肺癌」所取代。也就是說在日本人當中，此二種癌症的發生主因是「鹽分攝取量」及「吸煙率」有了變化，所以造成胃癌減少，而肺癌增加了。

譬如說移居海外的日僑和移居地的居民會有相似的罹癌率，這就表示即便有著同為日本人的基因，但根據生活習慣的不同，容易罹癌的種類也會不同。

試著比較「日本人」和「日僑」的罹癌率

日本華僑的罹癌率（%）

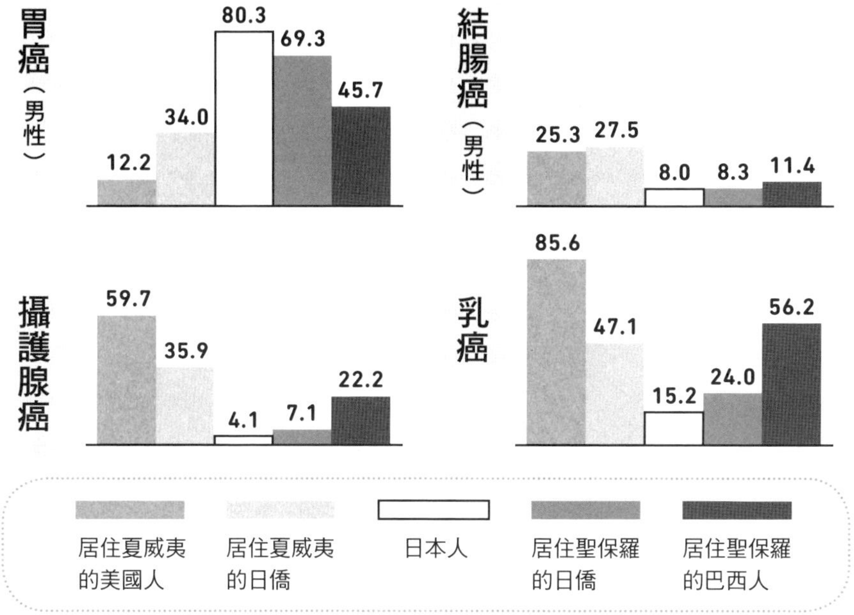

「日本人」和「居住聖保羅的日僑」的各項罹癌率較為相似。 → 居住聖保羅的日僑過著和日本相似的生活。

「居住夏威夷的日僑」的各項罹癌率和美國人接近。 → 居住夏威夷的日僑在飲食生活等生活習慣方面已經美國化。

日僑因為過著和當地人相同的生活，
所以罹癌率也和當地人相似。

即使是健康的人，每天也會產生約5千個癌細胞

「在我們的身體當中，每天都會產生癌細胞」，聽到這個也許你會感到吃驚，但即使是健康的人，每天也會產生約5千個癌細胞。

那麼癌細胞是怎樣產生的呢？為了了解這個問題，我們必須先了解**「基因」**。

我們人體是由超過60兆個細胞所組成，各個細胞都有個**『核』**，核當中摺疊收容著雙股螺旋構造的**「DNA」**。雙股螺旋的內側則由腺嘌呤（A）、胸腺嘧啶（T）、鳥嘌呤（G）、胞嘧啶（C）4種鹼基所組成。根據鹼基的各種排列，記錄而成**「遺傳信息」**。然後**記錄這遺傳信息領域的部份就稱做「基因」**。

人身上約有3萬個左右的基因，而它們各自都有掌管的職責。其中**和癌症發生息息相關，被稱做「癌症相關基因」的就是「癌症促進基因」和「抗癌基因」**。

和癌症發病息息相關的基因

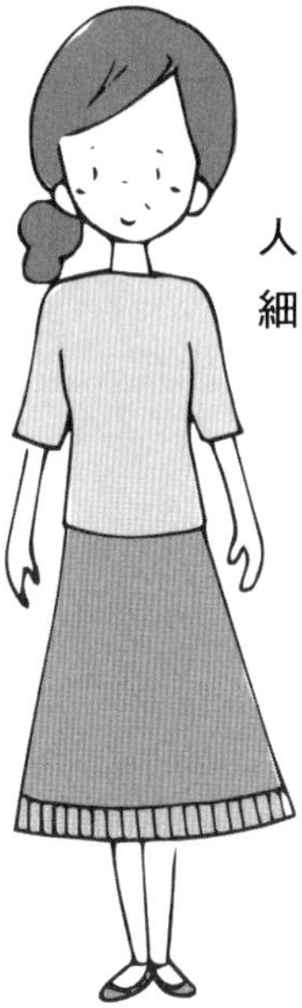

人體由**60**兆個細胞組成

組成人體的細胞集合體

在細胞核當中，有著人體設計圖的DNA，在那裡約有3萬個左右的基因。細胞根據遺傳信息，有秩序的持續著新陳代謝。

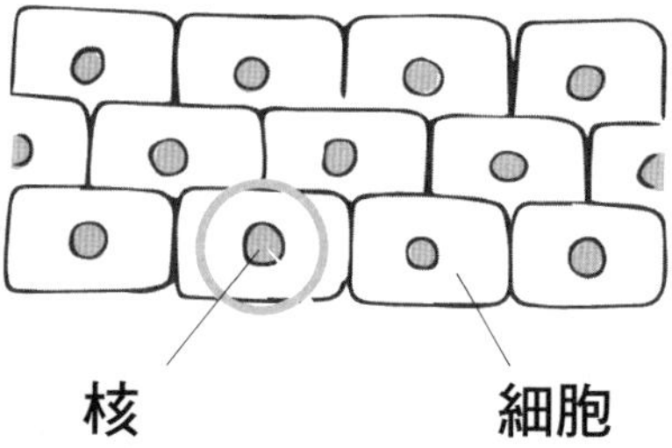

和癌症相關的2項基因

- **癌症促進基因**
有助於細胞的分裂、增生、分化
- **抗癌基因**
抑制癌症發生

這些基因當中，原本就有著控制細胞增生等等的重要職責，全部約60兆個細胞都有這項機能。

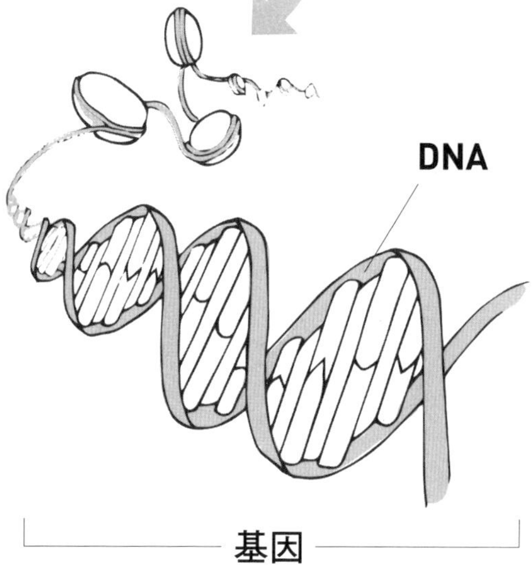

一聽到癌症相關基因這名字，似乎會讓人誤會成導致癌症發生的基因，但**癌症相關基因原本的職責是控制細胞能正確的分裂及增生**。譬如皮膚受傷的時候，皮膚的細胞會分裂、增生並試著修補傷口，傷口治好後，就會停止增生活動。遵守一定的規則並控制所需細胞的增生，正是癌症相關基因本來的職責。

但是，癌症相關基因加入某種**「致癌要素」**而傷及基因時，癌症促進基因就會變壞而促進癌症的發生，然後抗癌基因就失去了抑制機能。也就是說，**癌症相關基因受傷而發生異變，失去原有的機能而變成「癌症」這項疾病**。

但是，**即便是平常的細胞分裂也常會引起基因受傷**。細胞在分裂的時候，DNA及雙股螺旋會解開並進行分裂、複製，但這時候如果產生複製失誤，就會變成和原來遺傳信息不同的基因。如果這時再加上會傷害基因的「罹癌要素」，如：食物、抽煙、空氣污染、病毒、細菌、放射線、紫外線等等的影響，基因的損傷就會更加嚴重。

在基因的複製失誤中加入罹癌要素

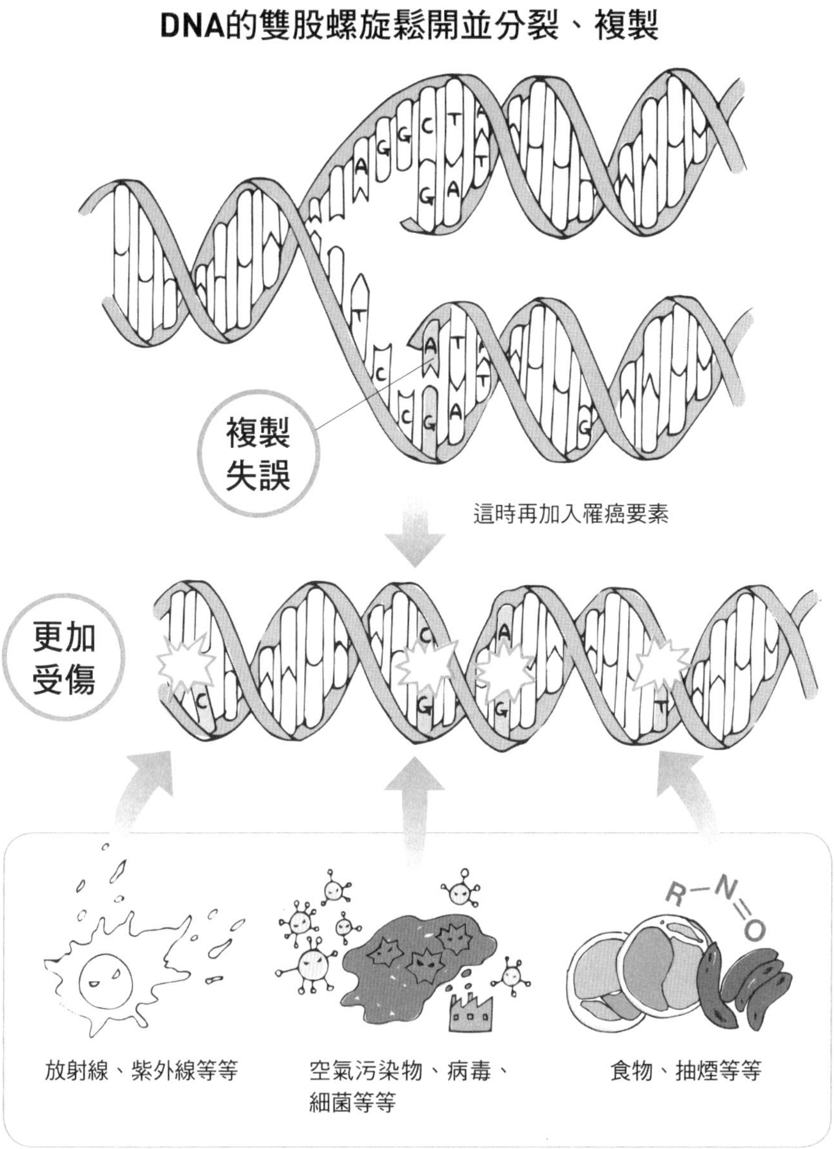

人體裡具有殺死癌症細胞的機制

那麼，受了傷的基因細胞，是否全部都會變成癌細胞呢？

我們的身體當中，具有保護身體健康的巧妙機制，而其中之一就是**能自然消滅異變細胞的程序「細胞凋亡」**。大多數的癌細胞都會被這個細胞凋亡程序所消滅。

另外還有一個就是能保護我們不受到外在侵入的**細菌或病毒、寄生蟲、癌細胞等等異物攻擊的「免疫系統」**。免疫系統的主角是構成血液細胞之一的「白血球」，而根據職責可分類成「淋巴球」、「嗜中性球」、「單核球」等等。免疫系統一旦找到體內的有害物質時，這些細胞就會聯合一起攻擊，而**消滅癌細胞的就是被稱做「ＮＫ（自然殺手）細胞」的淋巴球**。

通常也因為有這些保護身體的機制，所以即使產生受傷基因的細胞，也能自然的消滅掉。但是偶爾也會有**一部分頑強的細胞會苟延殘喘下來，經過長時間不斷地變異，而成為癌細胞並不斷的增生。**

殺死變異細胞的身體機制

細胞凋亡

自然殺死
異常細胞的程序

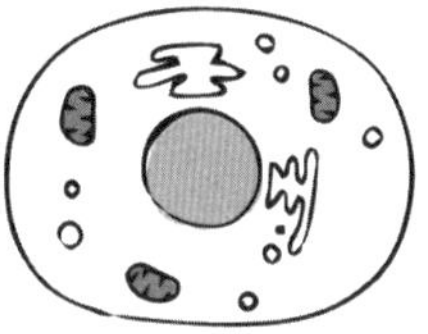

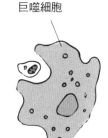

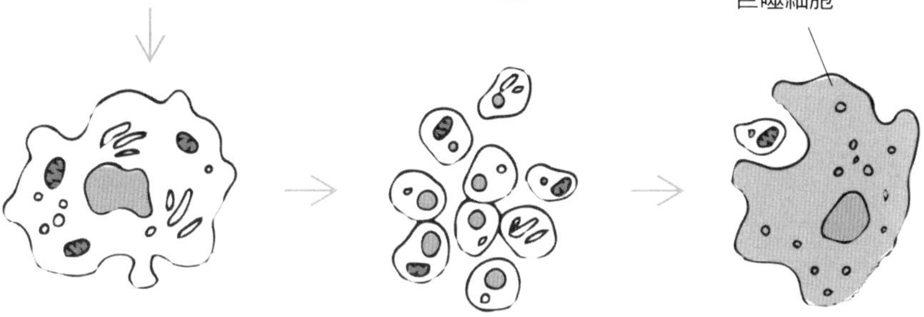

- 細胞縮小
- 細胞核的凝聚和碎裂
- 形成小塊細胞凋亡
- 吞噬、除去

各種免疫細胞

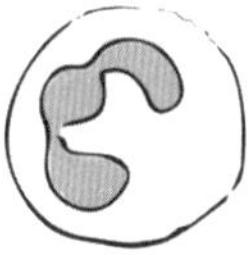
嗜中性球

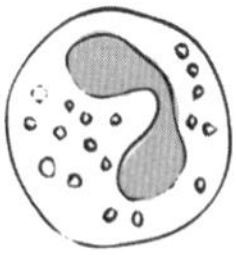
嗜酸性粒細胞

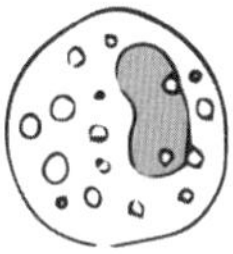
嗜鹼性細胞

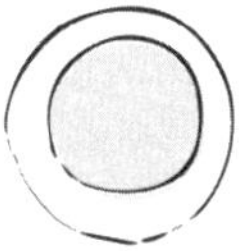
淋巴球

- B細胞
- T細胞
- NK細胞

（自然殺手細胞）
時常巡視體內，一旦發現癌細胞或受到病毒感染的細胞，就會迅速進行攻擊。

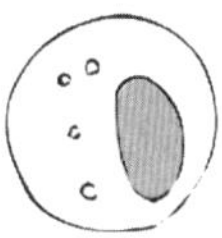

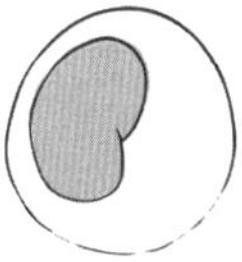
單核球

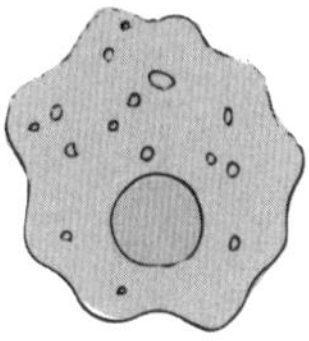
巨噬細胞

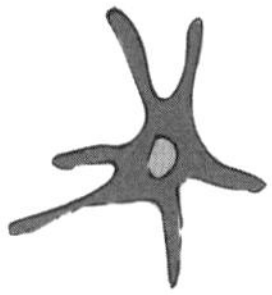
樹突細胞

「正常細胞」和「癌細胞」的差異

細胞並不會因為基因受到傷害就轉變為癌細胞，而是在**不斷的分裂、增生過程當中，無數次損傷的不斷堆疊，才逐漸轉變為癌細胞**。而我們將正常細胞逐漸轉變為癌細胞的情形稱之為**「多階段致癌」**。

基因的損傷愈堆愈多，癌細胞的增生速度也就愈快，我們把這稱做「癌症促進基因的活性化」，也就是掌管細胞加速增生的基因活性化。即使是不需要加速增生的時候也呈現加速狀態。這樣的話，也就是變成無法停止細胞增生的狀態，我們則稱之為**「抗癌基因的去活化」**。

如此增生的癌細胞，不久後就會變成可以在圖像分析中看得到的硬塊大小。在變異發生之後需經過約10～15年時間，才會變成直徑1公分左右，長的話則需20～30年左右的時間才會癌症化。但是實際上，**如果只是單純的癌細胞增生變大的話，幾乎是不會有問題的。**

如果癌化細胞漸漸增多的話

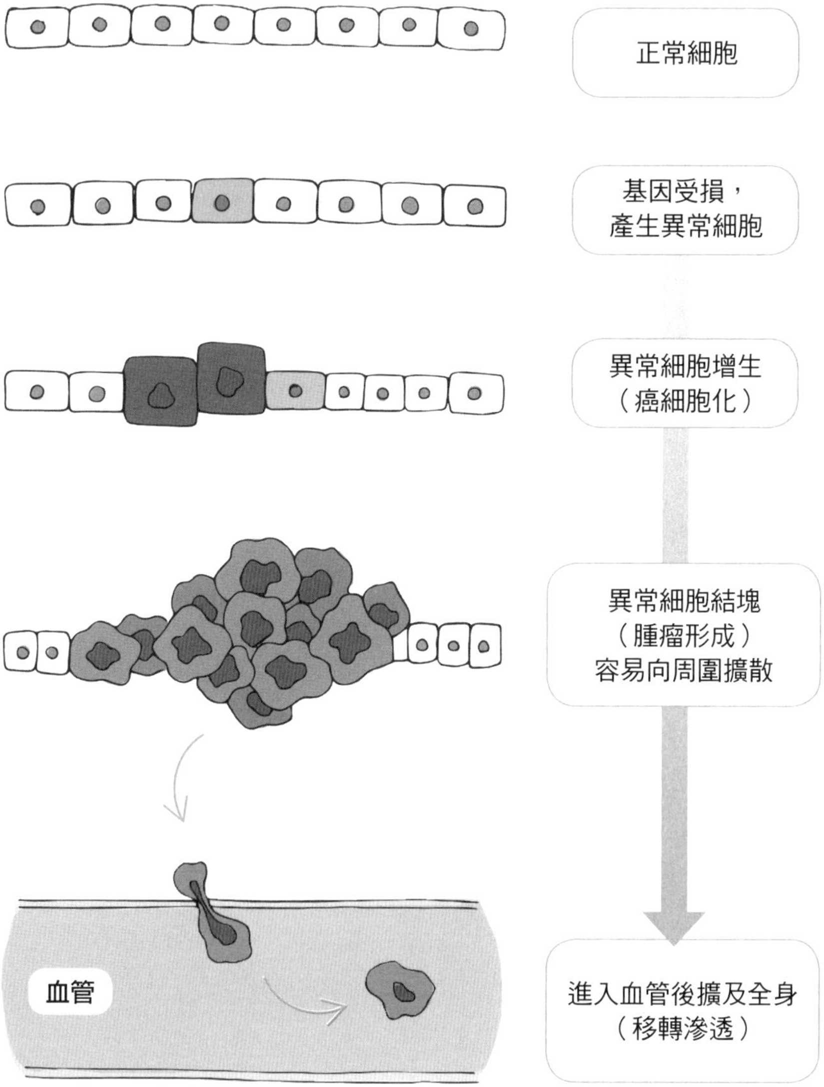

我們將細胞異常增生的硬塊稱之為**「腫瘤」**。腫瘤依據性質不同，可分為**「良性腫瘤」**和**「惡性腫瘤」**。

良性腫瘤的細胞變異較少，可以說是只在特定的位置變大增生，**完全不會轉移或是侵入到周圍組織**。雖然依據腫瘤的大小或發生的位置也會產生症狀，但只要利用外科手術切除，幾乎不太可能會再次發作。但是，也有極少機率會轉變成惡性腫瘤，所以仍需注意。代表性的良性腫瘤有子宮肌瘤或卵巢囊腫等等。

另一方面，惡性腫瘤就是個問題了，那是因為在細胞變大增生之外，還會**產生「滲透和轉移」**。惡性腫瘤的情況，增生的癌細胞會如同滲出般，向周圍的細胞擴散**（滲透）**、有時會跟著血液或淋巴液到達身體各組織。和當初產生癌細胞的器官不同的位置，產生出新的癌細胞硬塊**（轉移）**。除此之外惡性腫瘤還會自我製造必要的能源，分泌**「癌症惡性體質」**破壞肌肉，並消耗蛋白質和糖份，就連其它正常細胞所需營養都會搶走，所以會造成人體逐漸衰弱。如果變成這樣狀態的話，治療也會變得非常困難。

什麼是「癌症惡性體質」

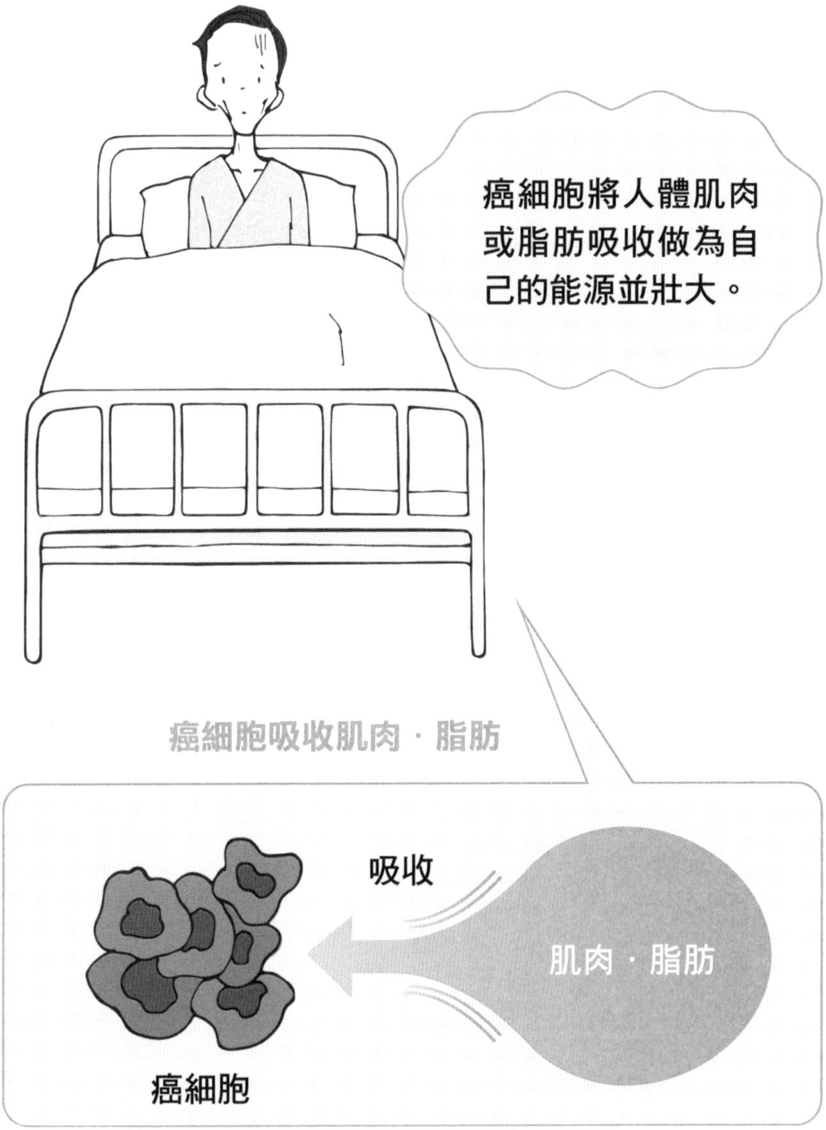
癌細胞將人體肌肉
或脂肪吸收做為自
己的能源並壯大。
癌細胞吸收肌肉・脂肪
吸收
肌肉・脂肪
癌細胞

癌症有許多種類

癌症發生會以內臟為主，也會發生在血液或骨頭等各種地方。

我們將發生在皮膚或內臟黏膜等上皮細胞位置的癌症稱之為**「上皮細胞癌」**，大多數的癌症皆屬此類。因為新陳代謝旺盛的上皮比起其它部位，細胞分裂的次數多，相對的也很容易引起DNA的複製失誤。

漢字表示「癌」的情況，大多指的是「上皮細胞癌」。

發生在肌肉等等的癌症稱之為**「肉瘤」**。**「血癌」**是紅血球或白血球、血小板等組成血液細胞的造血幹細胞，癌細胞化所造成的。血癌有「白血病」或「惡性淋巴癌」等等的種類，血癌的癌細胞並不會聚集成硬塊，而是個別存在血液中並不斷的增生。

不管是哪種癌症，年紀愈大愈有機會發病。活得愈久，接觸「致癌要素」的機會也會增加。

癌症種類

● 上皮細胞癌（肺癌、胃癌、乳癌、大腸癌、肝癌）等等

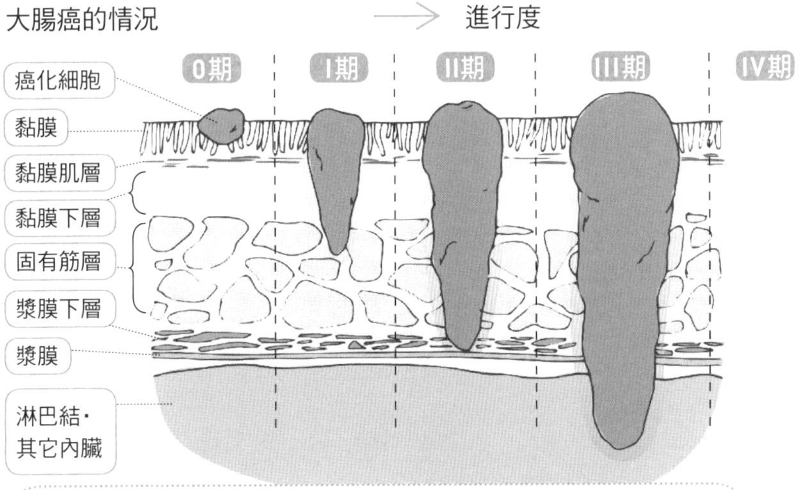

0期 停留在粘膜當中
I期 停留在大腸壁（肌肉層）當中
II期 滲透大腸壁而擴散至四周
III期 移轉至淋巴結
IV期 移轉至其它內臟

● 非上皮細胞癌（骨肉瘤、軟骨肉瘤、白血病）等等

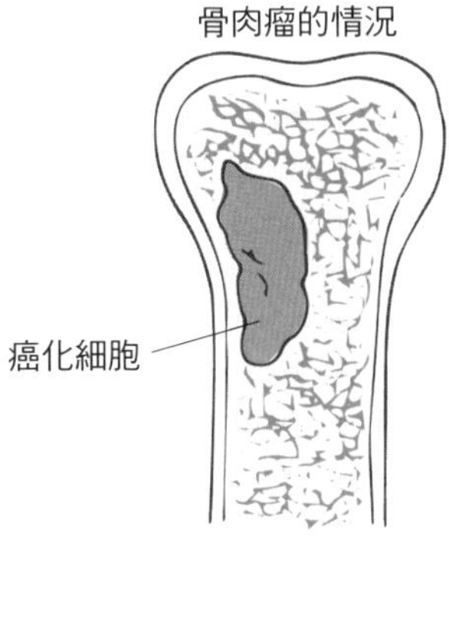

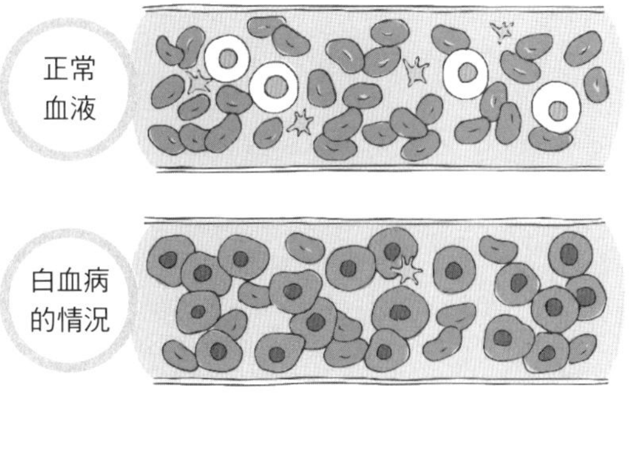

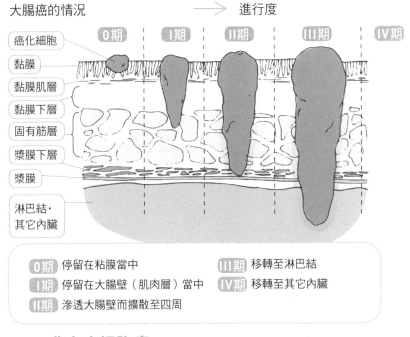

防癌小知識

大象罹癌機率低的理由

就如同眾所皆知，大象的身體比起人類的身體要來的大，是由更多的細胞組織而成的，所以罹癌機率應該要比人類來的高才對。但是實際上人類因癌症死亡率約30％，相較於大象卻只有僅僅不到5％的死亡率。為什麼大象不容易罹癌呢？

根據2015年所發表的美國某份研究當中，「大象所擁有的特別基因」似乎藏有某種祕密。那就是負責編寫抑制癌症發生的蛋白質的基因當中，大象擁有38個這類基因部分變化的複製。人類雖然也有相同基因，但數量只有2個。我們認為大象在進化過程中，製造許多抑製癌症發生的基因複製。而結果就是因為與生俱來的特別基因，造就進化為不易罹癌的原因。

只要此份研究能持續進行，總有一天必能期待開擴治療人類癌症的可能性。

第2章

50%的癌症可藉由改善生活習慣來預防

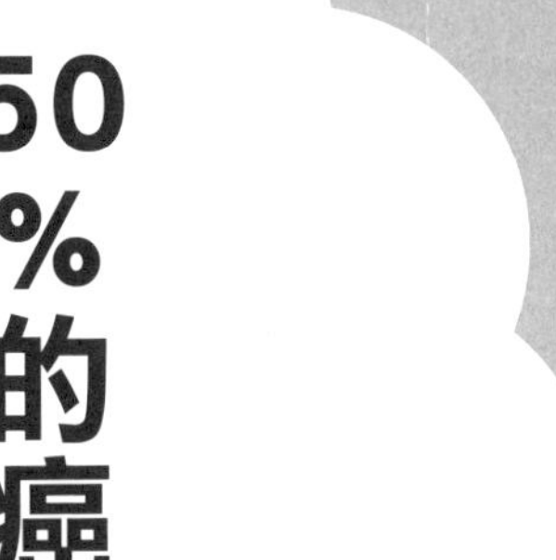

根據生活習慣的不同，容易罹癌的種類也會隨之不同。
在此章我們會利用科學性的證據，
來試著探討至今為止公開的「生活習慣」和「癌症」的關聯性。

癌症是一種生活習慣疾病

自1981年至今，癌症一直是日本人死因第1位，平均3人當中就有1人因癌症而死亡。然後由近年的年齡階級別罹癌率來看，預估出**一生當中平均每2人就會有1人罹癌**。對我們來說，癌症就在你我身邊，那麼到底是怎樣的人較容易罹癌呢？

以45～74歲未罹癌、約8萬人左右的日本人為對象，所實行的健康習慣和之後10年內發生癌症機率的調查研究報告顯示，發病機率明顯較高的是**有抽煙習慣的人**。另外，**飲酒過量、太胖或過瘦、運動不足、鹽份攝取過多等等的生活習慣**，也會提高癌症發病的機率。

國立癌症研究中心彙集日本人罹癌原因的明確事項，並製定成「日本癌症預防法」一書當中，記載**抽煙、喝酒、飲食、身體運動、體型、感染這6項為預防癌症的關鍵**。關於此份研究的詳細後述，由這些原因來看，**癌症真可以說是生活習慣造成的**。

5種生活習慣的組合和未來10年內癌症發病機率

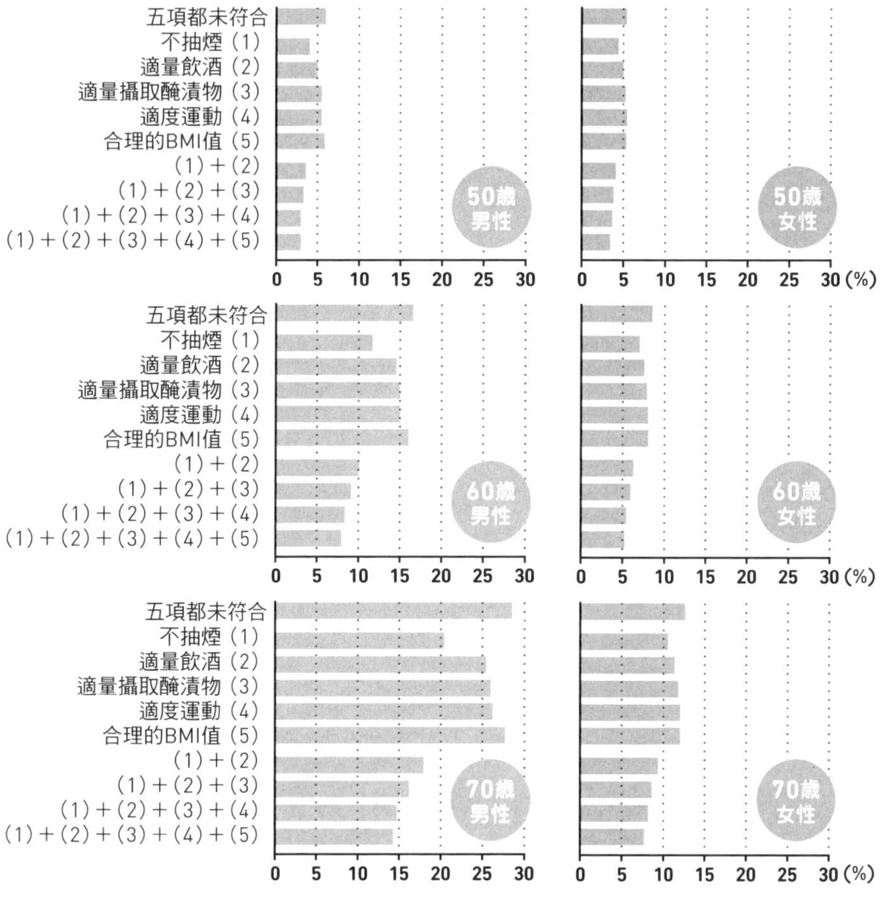

多目的世代研究（JPHC研究）
「5種生活習慣和罹癌機率的關係」

- **即使是相同習慣，年紀愈大，癌症發病風險也會增加。**
- **有無實行健康的生活習慣，會帶來不同的癌症發病率。**

癌症死亡發病部位排名

由發生部位來看癌症死亡數，可以發現1993年前的**男性**以「胃癌」為第1名、到2014年時則以**「肺癌」位居第1。女性**則持續以**「大腸癌」**、**「肺癌」位居第1**。

日本人的香煙消費量在1970年左右達到高峰，此後逐年遞減。之後經過約20年的時間差，肺癌死亡率（年齡調整）達到最高峰，之後逐漸減少。由這些資料來看，明顯可知吸煙會影響肺癌發生率，可以說肺癌發生主因就是**「香煙」**。

大腸癌增加原因並不單純，我們認為由戰後到1970年代的飲食習慣西化等等的影響，造成卡路里攝取量增加，正是大腸癌增加的主因。因為**變胖的影響，好發在西方人身上的大腸癌或乳癌，在我們國內也可常見**。肥胖或卡路里攝取過多，是造成結腸癌等「胰島素抗性相關癌症」的主因。就像糖尿病一樣，胰島素一旦無法正常運作，就會讓增加體內循環量的胰島素或胰島素增生因子，變成「細胞增生因子」運作，而形成癌症易生長的體內環境。

隨著香煙消費量增加，肺癌人數也跟著增加

日本人癌症死亡的發病部位排行榜

	1位	2位	3位	4位	5位
男性	肺	胃	大腸	肝臟	胰臟
女性	大腸	肺	胃	胰臟	乳房
男女計	肺	大腸	胃	胰臟	肝臟

香煙的消費量和肺癌死亡率

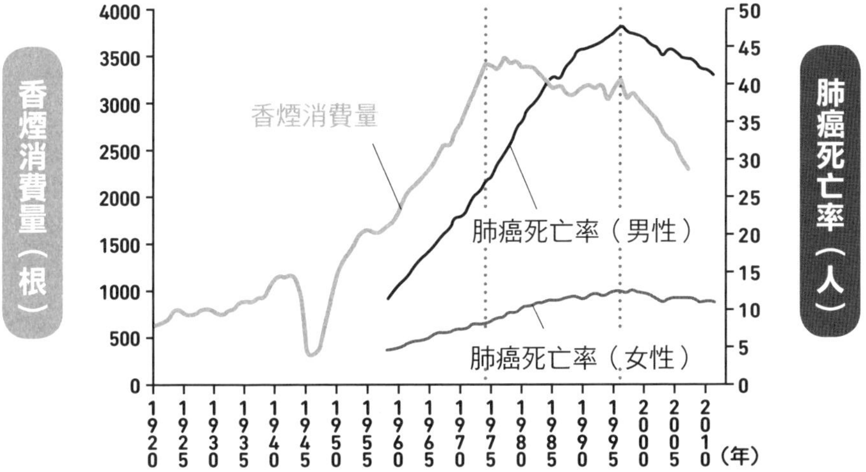

※每人平均消費香煙支數
※死亡率是年齡調整後每10萬人的人數

圖表數字根據日本厚生勞動省
[最新香煙情報・人口統計]製作

香煙消費量增加的話，肺癌人數也會增加，
香煙消費量減少的話，約20年後的肺癌人數也會減少。

但是**男性「過瘦」也會提高癌症發病風險**。在肥胖度和癌症發生率的調查研究當中，BMI值未滿21的瘦子和BMI值超過30的胖子，全部癌症發病率會有增加的趨勢。也就是說雖需注意不要過胖，同時也要**注意不要太瘦**。

「乳癌」的發生，會因為**初經的年輕化、高齡停經、荷爾蒙藥物的使用**等，也就是會因曝露在**女性賀爾蒙「雌激素」**的期間或劑量而有所影響。**未經生產或少生產**的女性罹患乳癌風險也會比較高。但是由於女性賀爾蒙是由脂肪細胞所分泌的，所以肥胖的人在停經後仍有罹患乳癌的風險。但和西方女性相比，亞洲女性大多偏瘦，所以肥胖再加上**飲食生活、吸煙、運動等等的生活習慣**，將會是罹癌的主要原因。

國立癌症研究中心所發表的2015年罹癌數預測當中，**「攝護腺癌」的罹患率增加**，超過胃癌和肺癌而成為第1名。這是因為攝護腺癌PSA檢查的普及和檢查精準度提升的關係。雖然高齡男性不管是誰都有可能罹患攝護腺癌，但一生當中因攝護腺癌而死亡的機率卻只有極低的1%。實際上，攝護腺癌死亡率自2000年開始就有減少的趨勢。

增加癌症發病機率的生活習慣是？

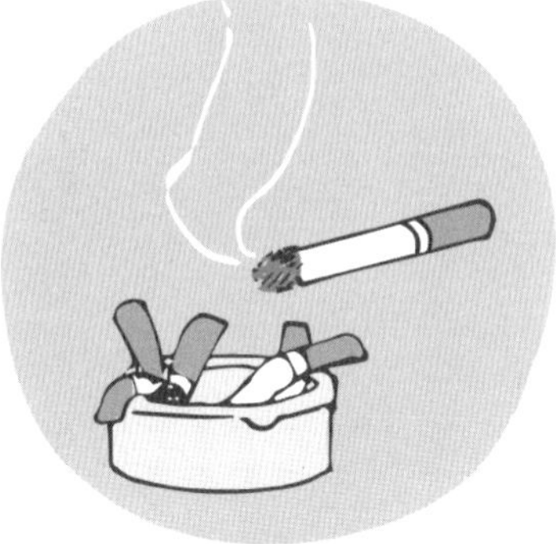

吸煙

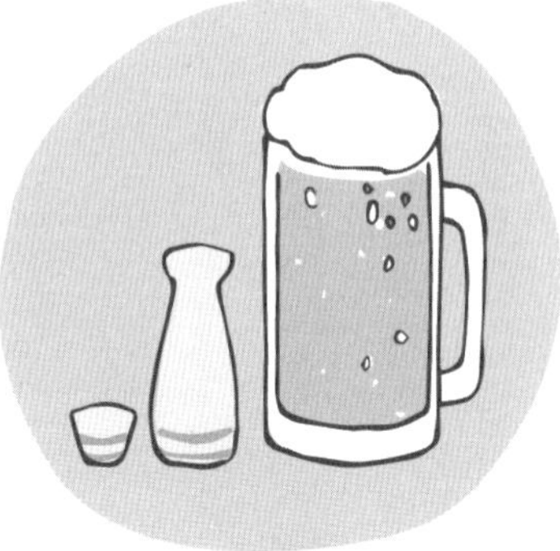

喝酒

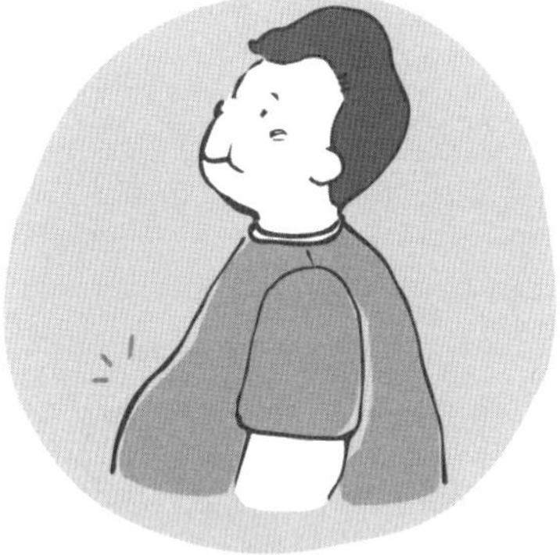

肥胖

男性過瘦

（BMI值未滿21）

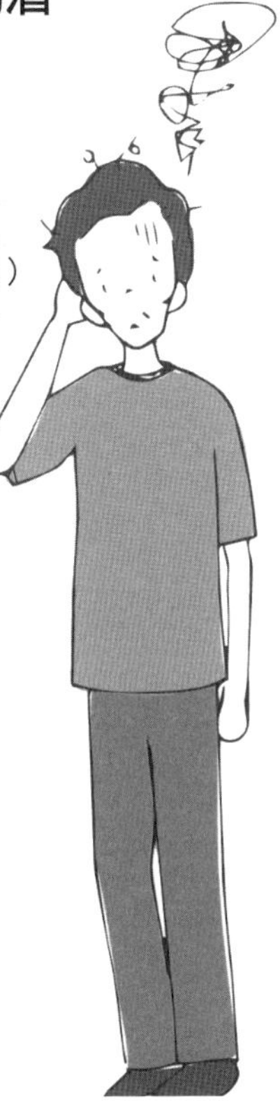

你的BMI值是多少？

BMI值的計算方法

體重（kg）÷{身高（m）×身高（m）}=BMI

例：身高170cm 體重65kg的人

65（kg）÷{1.7（m）×1.7（m）}=20.76（BMI）

利用科學根據來預防癌症

全球日夜不停的進行各式癌症相關的研究。在那之中「流行病學研究」則是以多數人為對象，將那些人容易罹癌的人的情況、年紀和生活習慣等資料數據化，把偶發性以統計學方式來檢驗，一邊考慮其它要素或偏見是否會造成此研究結果，一邊仔細計算得出結論。

流行病學研究之中，調查生活習慣後還會追蹤健康狀態的「世代研究」，雖然需花費很長的研究時間及龐大的研究經費，但由這樣的研究當中，除了能得知癌症相關資訊外，也能了解其它的疾病。

國立癌症研究中心從世界各地收到和癌症相關的研究論文，並解開日本人癌症發病的確切主因，利用科學證據持續進行研究，並彙整在「日本癌症預防法」一書當中。

由於眾多研究人員的努力，**現在我們了解「生活習慣」對於癌症的發生有很大的影響，為了預防癌症，「生活習慣的改善」是很重要的**。

至今為止根據「日本癌症預防法」所得知「生活習慣和癌症」的關聯性來看，我們了解致癌的主因大多在我們日常生活當中。**和癌症「確定」有關聯的是「吸煙」和「大量飲酒」，特別是「吸煙」幾乎會提高全部癌症的發病率。**

飲食生活當中，**「蔬果攝取不足」、「鹽份攝取過多」、「愛吃熱食或熱飲」**，再加上**「肥胖」**等等，**「幾乎確定」或是「有可能」**會引發癌症。如果只是偶爾1次的話倒是不用太過緊張，但如果每天都是如此，就有可能成為重大的風險，進而提高癌症發病率。具體的生活習慣和癌症的關係，將會在次頁為您介紹。

如果能注意這些主因並且加以改善的話，就能預防罹患癌症的機率，關於此部分國立癌症中心也有研究。預估結果是男性可預防約5成以上、女性可預防約3成的癌症。也就是說**減少癌症發病的主因及改善生活習慣的話，就可以很確實的降低罹患機率**。

你的生活習慣會引發何種癌症呢？如果你心中已經有底的話，試著趁機重新審視生活習慣吧。這不僅僅是癌症，也和其它的疾病預防息息相關。

至今為止所知道的生活習慣和癌症的關聯性

◎ ● ▲ 表示「促進癌症發生」 ○ △ 表示「抑制癌症效果」

	吸煙	二手煙	喝酒	肥胖	運動	傳染病	其他				
							和糖尿病相關標記	代謝症相關因素	社會心理性因素	IARC Group1 ※2	
全部癌症	◎		◎	▲男BMI 不滿18.5 女BMI 30以上			▲				
肺癌	◎	◎				▲肺結核				●職業性肺病	
肝癌	◎		◎	●		◎ B肝病毒 C肝病毒	●			砷	曾經服藥
胃癌	◎					◎ 缺譯				EB病毒	
大腸癌	▲										
結腸癌			◎	●	○		▲				身高較高
直腸癌	▲										
乳癌	▲			▲停經前BMI 30以上 ◎停經後	△					荷爾蒙補充療法	△哺乳
食道癌	◎		◎								
胰臟癌	◎						●				
攝護腺癌											
子宮頸癌	◎					◎※1 HPV16,18 HPV33,52,58 衣原體					哺乳/曾經服藥
子宮內膜癌				▲			▲				哺乳/曾經服藥
卵巢癌											哺乳/曾經服藥
頭頸癌	◎										
膀胱癌	◎										

※1「Human papilloma virus」的簡略

※2 國際癌症研究機構(LARC)認為有致癌可能的項目

	食物									飲料		
	蔬菜	水果	大豆	肉	魚	穀類	食鹽	牛奶・乳製品	食用級奶油	綠茶	咖啡	熱食
全部癌症												
肺癌		△										
肝癌											○	
胃癌	△	△				▲	●			△（女性）		
大腸癌				▲加工肉品／紅肉								
結腸癌												
直腸癌												
乳癌			△									
食道癌	○	○										●
胰臟癌												
攝護腺癌			△									
子宮頸癌					△							
子宮內膜癌											△	
卵巢癌												

4項指標 表示癌症相關

◎確定

多數研究結果都一致，幾乎沒有否定的論文。可以用科學來進行說明。

▲△有可能

要求病患回憶過往生活並進行調查的「病例對照研究」，以此為中心的研究將會欠缺正確性。需要更進一步的研究確認。

●○幾乎確定

多數研究結果幾乎一致，但也有部分否定的結果。或是研究時間較短、追蹤不完全、研究樣本較少等等，研究方法上有缺陷。

□不確定

只有2～3項不確定的研究，為了進行確認，需要用更具信賴性的方法來進行研究。

※依據國立癌症研究中心「基於科學性證據癌症預防效果的評估和癌症預防指導方針建議相關研究」製圖

預防癌症也能減少其它慢性病找上你

日本人的平均壽命雖已達世界第一的水準，但因**「生活習慣」引起的慢性病比例**也和平均壽命的增加成正比。

所謂的生活習慣引起的疾病指的是**癌症、心臟病、腦部血管疾病、高血壓疾病、糖尿病、肝硬化、慢性腎臟病**這7項，有時會再加上「**COPD（慢性阻塞性肺病）**」。無論是那一項都是因飲食生活或運動、吸煙等生活習慣所引起的疾病，**約有6成左右國民因「生活習慣引起的疾病」而喪命**。

於是厚生勞働省由2011年開始就以「延年益壽」為口號，推展名為「smart life project」的國民運動。**以「運動」、「飲食生活」、「戒煙」這3個關鍵字組成，呼籲國民改善生活習慣**。

這些關鍵字和至今為止所敘述的「癌症預防」有很大的關聯，也就是癌症的預防和其它慢性病預防息息相關，這不止是一箭雙鵰而是一舉數得的好康了。

半數以上日本人因生活習慣引起的疾病而死亡

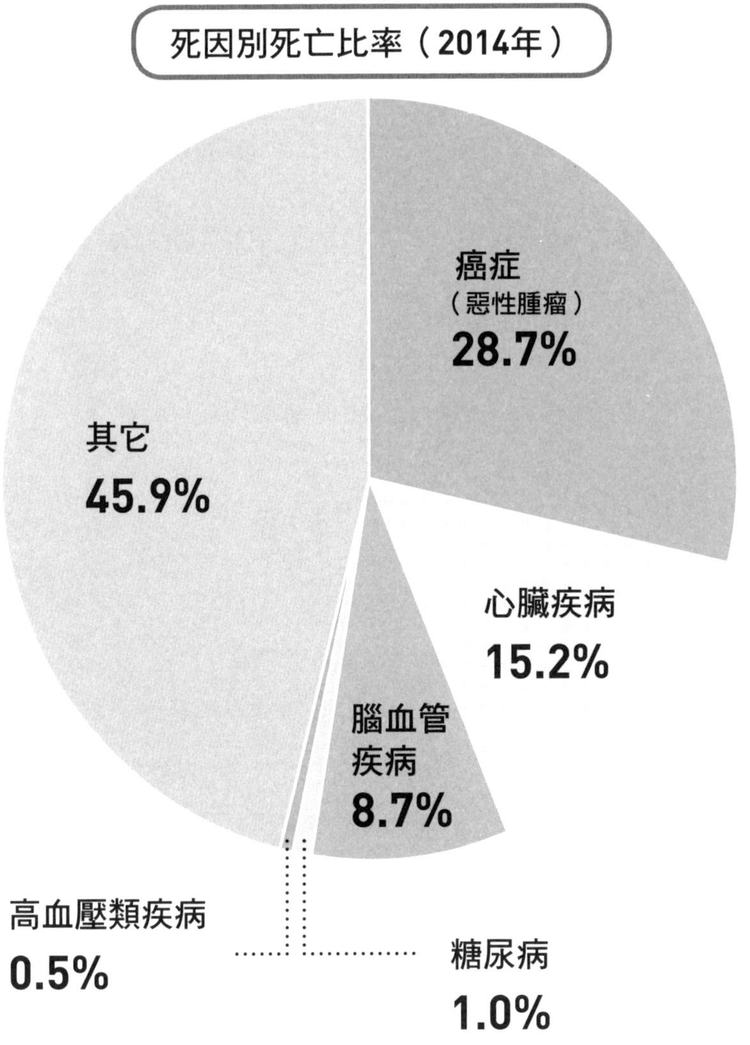

改善生活習慣除了能「預防癌症」外也有其它好處哦！

心臟病　腦血管疾病　肝硬化

高血壓類疾病　糖尿病

慢性腎臟病　COPD(慢性阻塞性肺病)

↓

藉由預防癌症同時也能預防這些疾病

↓

延年益壽

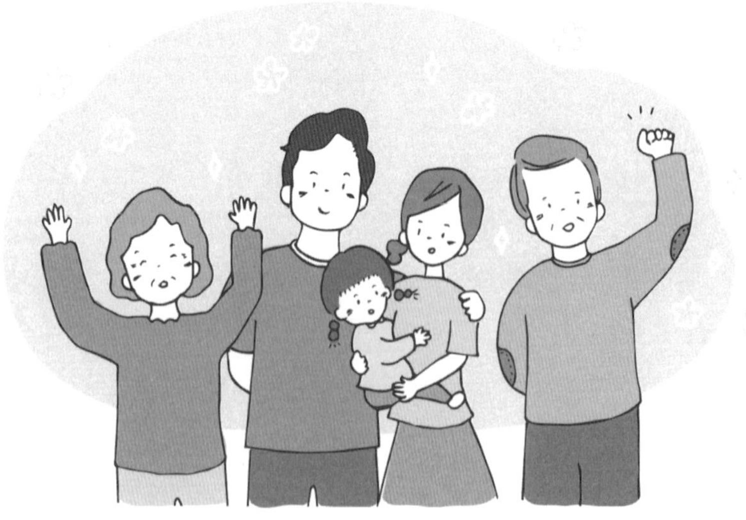

第3章

遠離癌症的生活習慣法

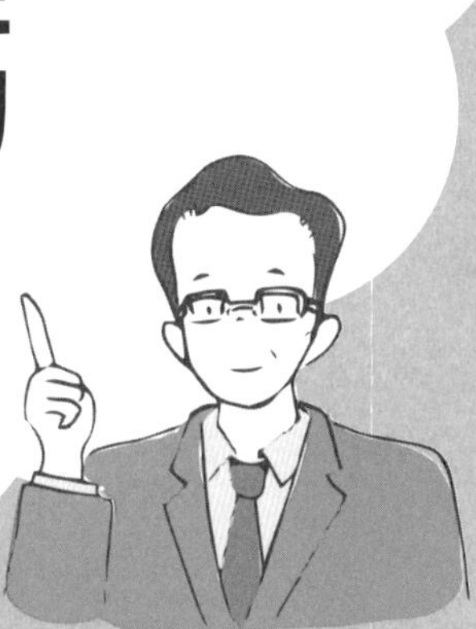

癌症是因為不當的生活習慣所引起的疾病。
怎樣的生活習慣能預防癌症、或是會提高癌症發病機率，
在此章我們一一的來檢視吧。

癌症預防方法1

香煙／①戒煙

國立癌症研究中心所製定的「**日本癌症預防法**（以下略稱該研究）」當中，關於致癌主因的生活習慣部分，何種習慣對癌症的發病有怎樣的影響，將此部分用科學證據分為「確實」、「幾乎確定」、「有可能」、「資料不完整」四階段進行評斷（參照第54～55頁表格）。而且為了抑制癌症風險需要注意些什麼，在本章將以此研究報告為中心向您介紹癌症預防法。

那麼，為了預防所有的癌症，您認為最有效的方法是什麼呢？那就是「**不吸煙**」。

該研究指出**吸煙「確實」會提高所有癌症的發生率**。由發病部位來看，不只是肺癌，在**食道癌、胃癌、胰臟癌、肝癌、子宮頸癌、頭頸部癌、膀胱癌的發病機率「確實」會增加**，而**大腸癌和乳癌則是「有可能」會增加**。

吸煙會提高癌症發病機率

日本人罹癌（2005年）統計裡，如果戒煙的話，可以預防的「罹癌率」和「癌症死亡率」會是多少呢？（試算）

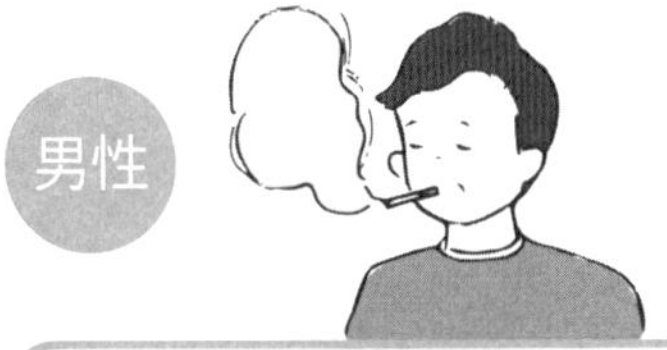

罹癌率

29.7%

癌症死亡率

34.4%

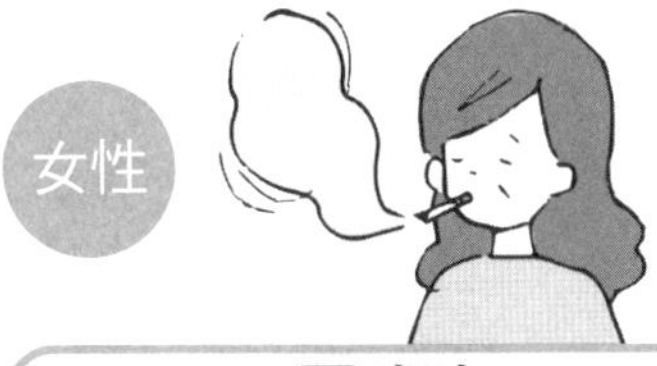

罹癌率

5.0%

癌症死亡率

6.2%

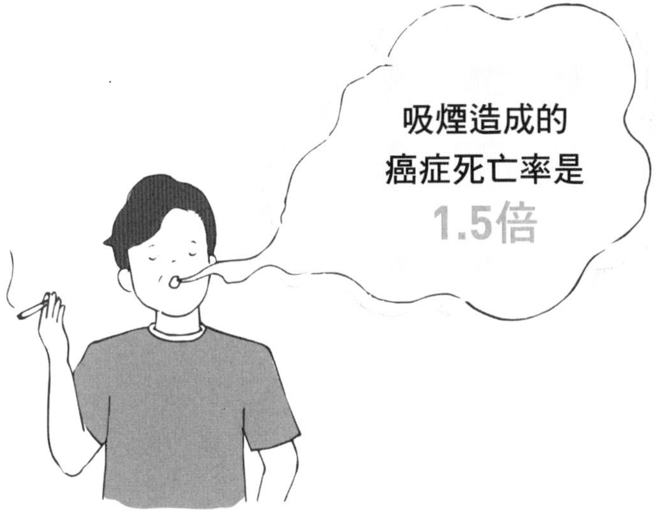

該研究當中，**癌症死亡的日本人當中，有20%～27%（男性30%～40%、女性3%～5%）是因吸煙所引起的**，也就是說我們推測只要不吸煙的話就有預防的可能性。

而且吸煙不僅提高發病機率，也會提高**因動脈硬化而引起的疾病、糖尿病、呼吸系統疾病的發病率**。根據統計，台灣每25分鐘就有1人死於菸害。

以4萬名日本人為對象的追蹤調查當中，癮君子得到腦中風的機率，比起不吸煙的男性要高出1.3倍、女性則高出2倍。另外，冠狀動脈疾病的發病率，不論男女皆高出3倍之多。

另外，整合並分析46篇學術論文的研究當中，就算修正BMI或運動、飲酒量等等，**癮君子比起不吸煙的人，罹患糖尿病（2型）的風險要高出1．37倍**。

在呼吸系統疾病當中，厚生勞動省統計說明「吸煙是引起包含肺炎在內，急性呼吸系統疾病的主因」。吸煙不僅會引起咳嗽、生痰、無法呼吸等呼吸系統症狀，也是眾所皆知COPD（慢性阻塞性肺病）的發生主因，而2014年COPD更是名列死亡排行榜第10名。由此可知**除了癌症以外，吸煙也是許多慢性病的發生主因**。

日本COPD的死亡統計

何謂COPD（慢性阻塞性肺病）？

因長年吸煙習慣造成支氣管或肺部等發炎並發病。病況持續的話，會不斷咳嗽或生痰，甚至無法呼吸。嚴重的話就連日常生活行動都會變得很辛苦，有時還需要仰賴氧氣罩呼吸或是臥病不起。

初期因咳嗽或生痰等症狀，看起來像是感冒，所以自己很難發覺。

肺癌死亡數增加和香煙消費數量增加有關，相同地20年前香煙消費數量的增加也提高COPD的死亡率。

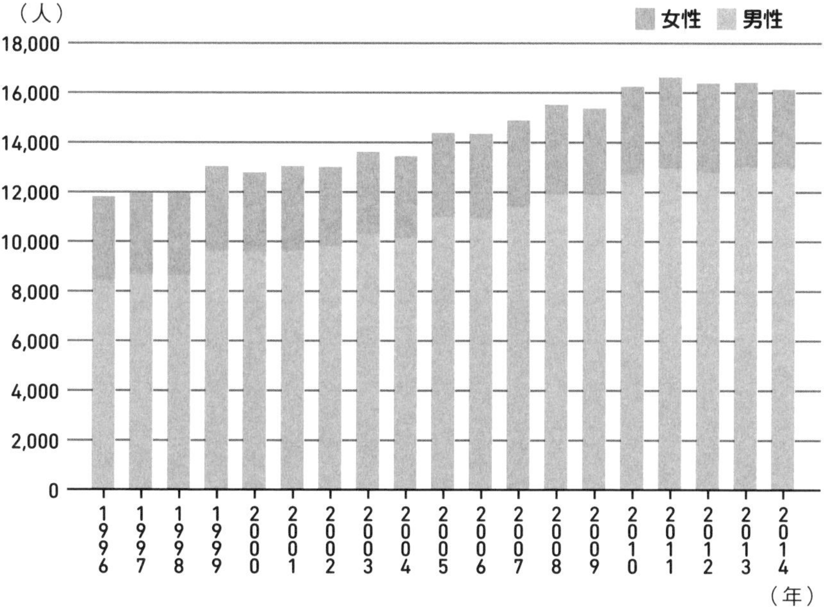

根據厚生勞働省「人口動態統計（2014年）」資料製表

吸煙率雖然逐年減少，但根據2014年厚生勞動省國民健康・營養調查報告指出，現在仍有32・2%的男性、8.5%的女性持續在吸煙。

根據某製藥工廠於2014年進行的問卷調查，一年當中有29・3%的癮君子挑戰戒煙，當中約有半數於不到一星期時間便放棄戒煙。戒煙的方法回答依靠「自我意志力」的人最多，有71・5%。即使知道「吸煙有害健康」，但**光靠自我意志力而成功戒煙實在是非常困難**，這是因為對香煙中**所含的「尼古丁」有依賴症的關係**。

於是對尼古丁有高成癮狀況而沒有自信戒煙的人，推薦您**和醫生一起進行「戒煙治療」**。戒煙治療補助藥品當中有口服藥、尼古丁貼片、尼古丁嚼錠。口服藥能減緩腦內尼古丁受體的戒斷症狀，並讓你感覺到香煙「很臭」的感覺。另外，因為使用戒煙治療補助藥的關係，也會減緩焦躁或不安等戒斷症狀。因為理解到尼古丁依賴症是一種疾病，所以戒煙治療要符合一定的條件，才能適用政府的補助。

吸煙不僅是對自身健康，也會對家族或周遭人的健康帶來不好的影響。想戒煙的您，如果下定決心的話就挑個良辰吉時前往「**戒煙門診**」接受診斷吧！

一生花費多少金錢在買煙呢？

1包100多元的香煙，1天1包持續50年的情況。

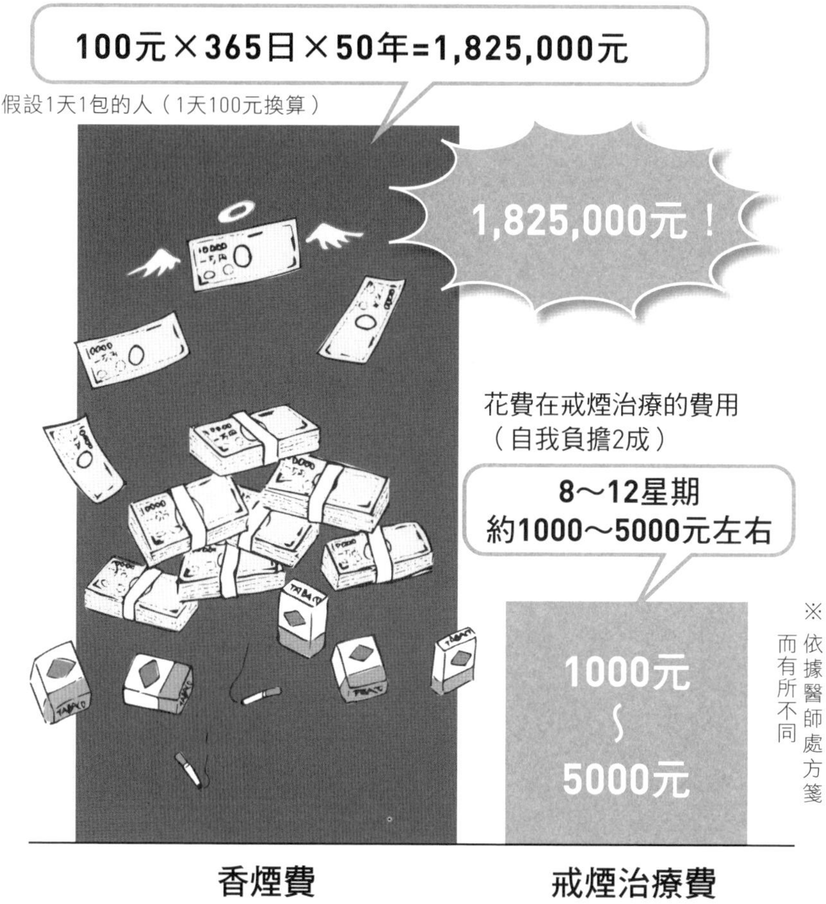

	對象	次數
戒菸服務 免費戒菸專線： 0800-636363	18歲（含）以上其尼古丁成癮度測試分數達4分（含）以上，或平均1天吸10支菸。	每年補助2次療程，每次療程最多補助8週次藥費。
	全民健保保險對象，且有戒菸意願之吸菸者（含孕婦與青少年）。	每年至多補助2次療程，每次療程最多補助8次戒菸衛教暨個案管理費。

癌症預防方法1

香煙／②遠離二手煙

吸煙不僅是對吸煙的自己，也會給不吸煙的人帶來健康上的傷害。

我們將癮君子所吐出的「**呼出煙**」，或香煙點燃處上升的「**側流煙**」，**間接吸入稱之為「二手煙（二次吸煙）」**。

香煙煙霧當中含有數百種的有害物質，其中超過70種是屬於致癌物質。**癮君子透過香煙濾嘴吸入「主流煙」，而側流煙反而含有更多的有害物質**。例如比起主流煙，側流煙含有超過19～129倍的致癌性物質「亞硝基二甲胺」，可以想像側流煙是多麼危險的東西啊！

「日本癌症預防法」當中指出二手煙所造成的肺癌發生率是「確定」的。

以不吸煙的日本女性為對象的某項研究當中指出，如果老公是癮君子的話，比起老公是不吸煙的人，罹患肺腺癌的機率要高出約2倍（罹患肺癌機率約1.3倍）。老公吸煙次數愈多，罹癌機率就會愈高。此外在同份研究當中也指出，在家庭或職場、公共場所等吸到二手煙，但本身不吸煙的女性（停經前）罹患乳癌的機率，比起不吸二手煙的人要高出2.6倍之多。

二手煙會提高罹癌率

罹癌的日本人（2005年）當中，如果沒有二手煙的話，
可能預防的「罹癌率」和「癌症死亡率」為多少？

男性

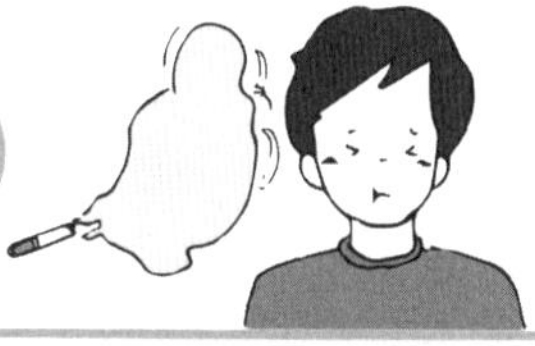

罹癌率

0.2%

癌症死亡率

0.4%

女性

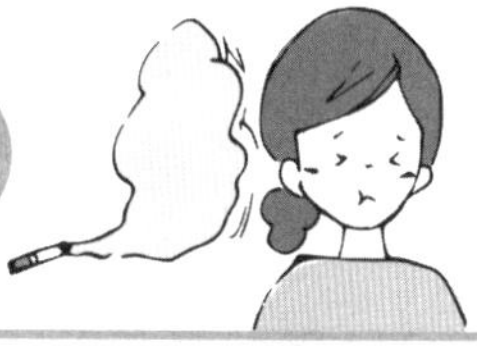

罹癌率

1.2%

癌症死亡率

1.6%

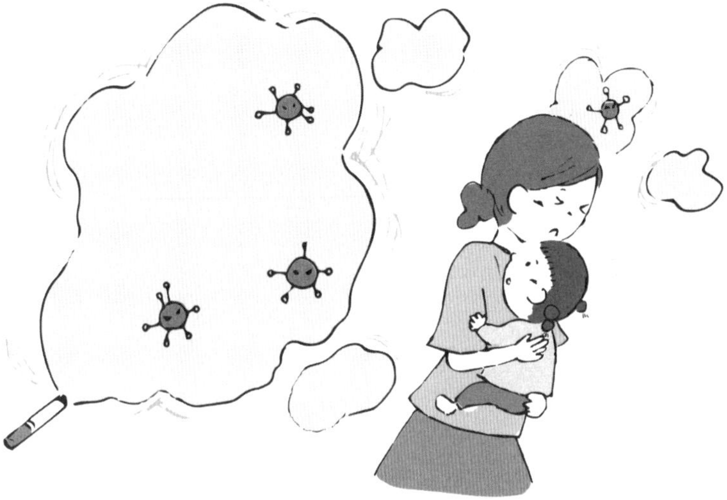

美國公共衛生局報告也警告，**香煙的煙霧沒有安全等級之分、香煙的煙霧所含的有害物質會傷及DNA，並且容易引發癌症**。而且即使只吸入一點點二手煙，其中的有害物質在每次吸到煙的時候，就會迅速到達肺部，並且隨著血液流到全身器官而引起動脈硬化，進而引發**心臟病或腦中風**的危險性存在。

因父母親吸煙而讓孩童曝露在二手煙的影響，和**嬰兒猝死症（SIDS）、出生體重過低、中耳炎、哮喘、肺功能低下的因果關係「確實」是有的**。也暗示這些和兒童癌症是有因果關係的。

在狹小居住空間的生活環境當中，我們推測曝露在二手煙的危險性也會提高，也很容易提升罹癌率，因此**不管是吸煙或不吸煙，都應該正確了解二手煙的危險性，並降低癌症發病率**。

側流煙含有許多的有害物質

比起因吸煙而充滿口腔內的「主流煙」，
「側流煙」反而含有更多的有害物質。

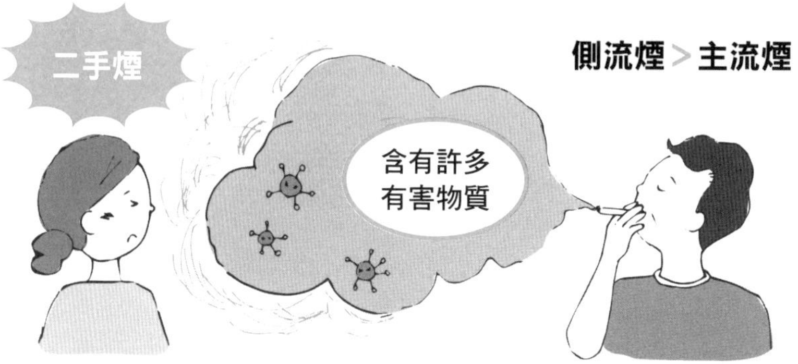

香煙的「主流煙」和「側流煙」所含有害物質的量

致癌物 (ng/ 支)	主流煙 (MS)	側流煙 (SS)	SS/MS 比例 (%)
苯並[a]芘	20～40	68～136	3.4
二甲基亞硝胺	5.7～43	680～823	19～129
甲基乙基亞硝胺	0.4～5.9	9.4～30	5～25
二乙基亞硝胺	1.3～3.8	8.2～73	2～56
N-亞硝基降菸鹼	100～550	500～2750	5
NNK	80～220	800～2200	10
亞硝基吡咯啶	5.1～22	204～387	9～76
喹啉	1700	18000	11
甲基喹啉類	700	8000	11
聯氨	32	96	3
2-萘胺	1.7	67	39
4-胺基聯苯	4.6	140	30
甲苯胺	160	3000	19

※依據日本厚生勞働省「最新香煙情報統計」製表

癌症預防方法2

適量飲酒

適量飲酒雖然有助於預防心臟病等疾病，但超量過度飲酒的話，卻反而會提高癌症發病機率。

「日本癌症預防法」當中，以日本人為對象的研究指出**飲酒「確實」會提高各項癌症的發生率**。以發病部位來看，**飲酒「確實」會對肝癌、大腸癌、食道癌造成影響**。以日本男性為對象的某個研究當中，和偶爾（1周不到1天）有喝酒習慣的人相比，攝取量在46克以上的人，致癌率約高出40％、69克以上的人則約高出60％。女性的情況雖然不像男性那樣明顯，但也有報告指出因體質關係，有的人較易受酒精影響，所以即便攝取少量也有可能提高癌症發病機率。

2009年世界衛生組織（WHO）的國際癌症研究組織（IARC）發表，**喝酒會引發口腔癌、咽喉癌、喉頭癌、食道癌、肝癌、大腸癌、乳癌**等眾多癌症。酒精會因體內酵素的作用分解成名為「乙醛」的物質，但是如果缺乏此種酵素的人卻愛喝酒的話，特別是口腔、咽頭、食道的癌症發病機率會提高不少。

喝酒會提高癌症發病率

日本罹癌率（2005年）當中，如果有節制飲酒的話，
可能預防的「罹癌率」和「癌症死亡率」為多少？

男性

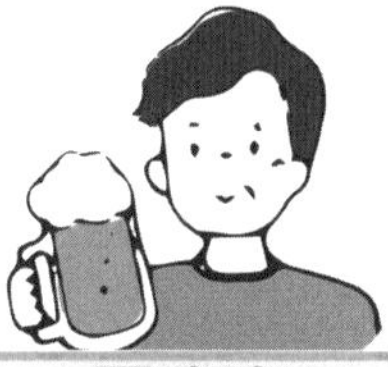

罹癌率

9%

癌症死亡率

8.6%

女性

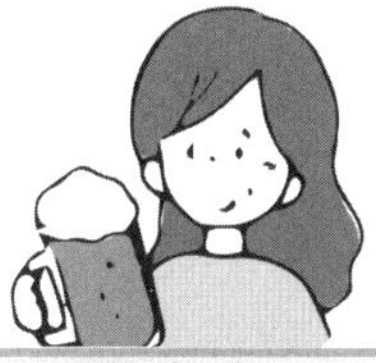

罹癌率

2.5%

癌症死亡率

2.5%

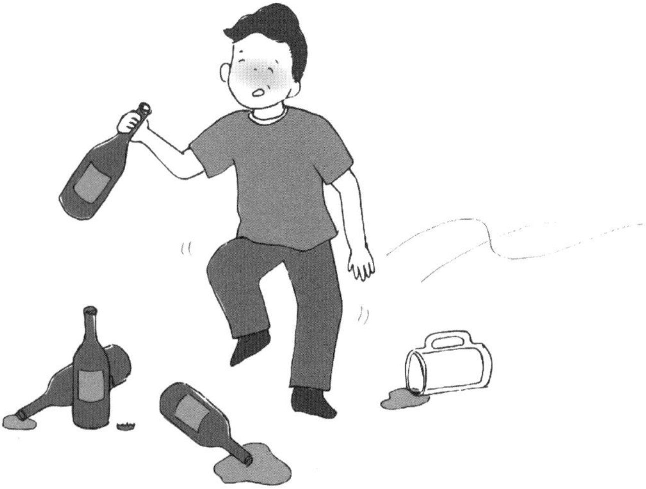

關於大腸癌的部分，以日本人為對象而彙整5項研究的資料當中，隨著每日酒精平均攝取量的增加，罹患大腸癌的風險也會提高，**攝取量超過92克時，風險將會提高3倍之多**。

端看肝癌的部分，彙整4項研究的資料當中指出，若男性每日酒精平均**攝取92克，肝癌發病率會提高為1.7倍、女性攝取超過23克，則會提高3.6倍之多**。

但是我們也知道只要適度飲酒的話，反而對身體是有益處的。飲酒和全部死亡率及死因別死亡率的相關調查資料當中得知，男性飲酒只要不超過46克、女性不超過23克的話，全部死亡率就會降低。另外只要適量飲酒，不論男女的心臟病死亡率也會跟著降低。

也就是說飲酒「**切記適量**」，「日本癌症預防法」當中的**適當飲酒量，是利用酒精換算後平均一天最多是23克左右的程度**。

各類酒精的最適飲用量為多少？

厚生勞働省所推行的「健康日本21」指出
「適量飲酒」為約20g（2杯）左右。

1杯=10g

酒精對人體的影響並非是指飲酒量，而是以所攝取的乙醇量為基準。因此對於能簡單將飲酒量換算成乙醇量的日本來說，常使用「1杯=10g」做基準。只要能知道自己喝的酒的乙醇量（杯數），就可知道適量的大概基準。

酒類1杯的量

酒的種類	容量	大約的基準
啤酒・發泡酒(5%)	250ml	中杯・大罐的一半
燒酒調酒(7%)	180ml	1杯或350 ml 罐裝的一半
燒酒(25%)	50ml	1/3瓶
日本酒(15%)	80ml	1/2瓶
威士忌・琴酒等等(40%)	30ml	1小杯
紅酒(12%)	100ml	紅酒杯不滿1杯

所謂的適量（2杯）？

日本酒
1小瓶左右

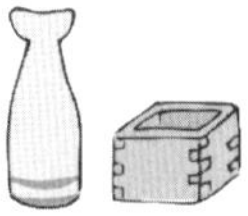

啤酒
中瓶裝
1瓶左右

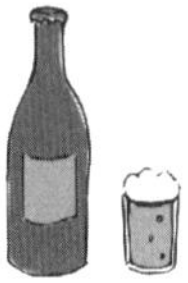

紅酒
瓶子的 1/3 左右

燒酒・調酒
2杯左右

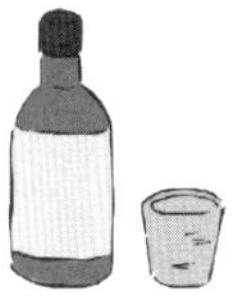

威士忌・
白蘭地
2小杯左右

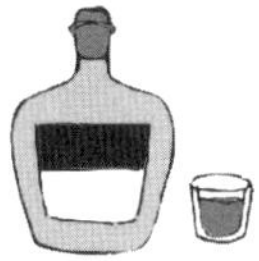

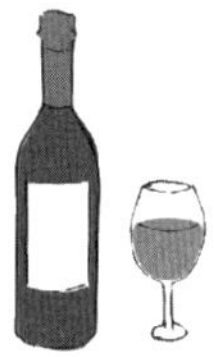

癌症預防方法 3

飲食均衡不偏食 ①攝取蔬果

我們常聽到「多吃蔬果有益身體健康」。實際上在許多研究當中，攝取愈多蔬菜的人，罹患腦中風的機率就愈低。水果也是攝取愈多，出現心血管系統疾病的風險也會跟著降低。

那麼，是不是因為蔬果有著降低癌症發病機率的效果存在呢？

「日本癌症預防法」當中也指出，只要**攝取足夠量的蔬果，「幾乎可以確定」能降低食道癌的發病率、而「有可能」降低胃癌和肺癌的發生率。**

許多的研究當中，都暗示著蔬果有著預防癌症的可能性存在。例如蔬果的攝取量和胃癌發病的相關研究當中，每周攝取一次蔬果的人和幾乎完全不吃的人相比，能降低胃癌發病率。

但是不管是食道癌、胃癌、還是肺癌，都和吸煙有很緊密的關聯。另外食道癌則是和飲酒相關。所以建議要先戒煙和適度飲酒，之後再搭配每日均衡攝取蔬果。

蔬果攝取不足會提高罹癌率

日本罹癌率（2005年）當中，如果蔬果攝取足夠的話，
可能預防的「罹癌率」和「癌症死亡率」會是多少呢？（預估）

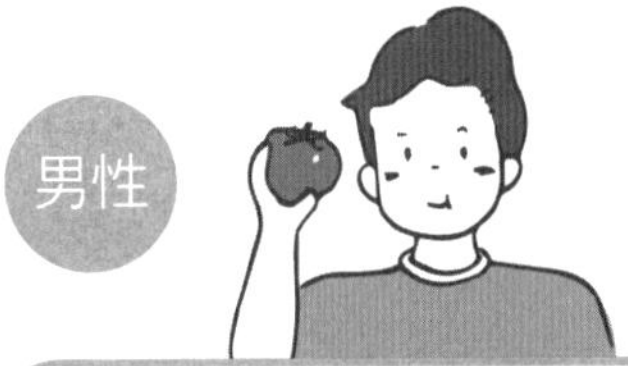

罹癌率

蔬菜	水果
0.7%	0.7%

癌症死亡率

蔬菜	水果
0.7%	0.7%

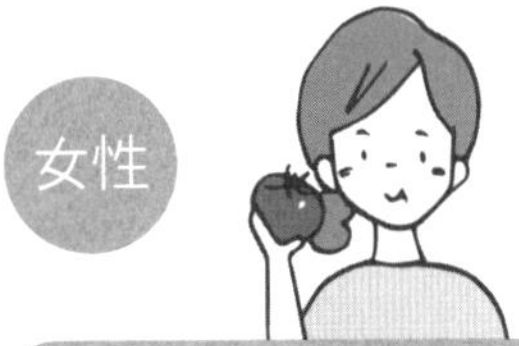

罹癌率

蔬菜	水果
0.4%	0.8%

癌症死亡率

蔬菜	水果
0.4%	0.8%

蔬果的攝取量和罹患食道癌機率

（將蔬果攝取量低的人當作1的基準，來看看食道癌的罹患機率）

由下表可以得知，蔬菜水果攝取量較多的人，罹患食道癌的機率較低！

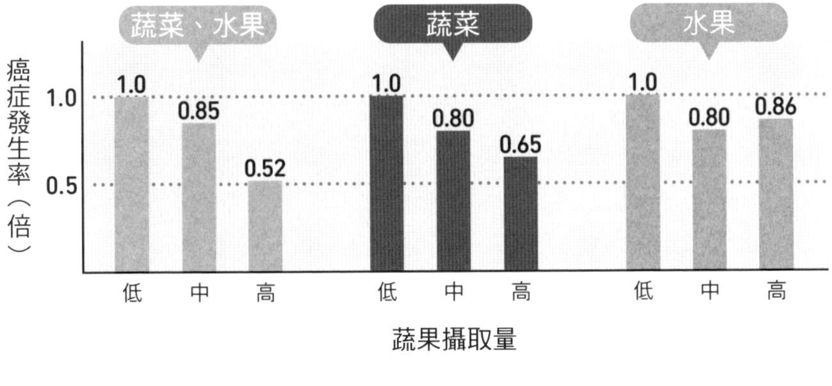

那麼，只要蔬果愈吃愈多是否就能降低癌症發病率，現在還沒有明確的研究結果。某項研究當中曾顯示，每天攝取一至二次的綠色蔬菜和水果，就可以降低癌症發病率，但如果攝取超過這個頻率的份量，攝取再多罹癌率也不會再更為降低。

蔬果當中含有多酚及類胡蘿蔔素、維生素、礦物質、異硫氰酸酯、葉酸、膳食纖維等各種成份，而各成份所擁有的抗氧化效果、致癌物質解毒效果、DNA正常複製維持效果、胰島素抗性改善效果等等，預估都能在癌症預防上有所作用。特別是「**膳食纖維**」的攝取，也能降低大腸癌的發病機率。

但是也**需注意水果切勿攝取過量**。水果內所含的果糖，攝取過多的話會造成中性脂肪的堆積，也是引起肥胖的主因之一。

蔬果攝取量的國際標準建議是每日蔬果各400克（蔬菜5小盤、水果1小盤左右）。厚生勞働省的「健康日本21」當中則以**蔬菜每日攝取量為350克**做為目標。

每日蔬果攝取建議量

以黃綠色蔬菜為主，再與其它和各色蔬果進行搭配。

目標是每日攝取400g！

蔬菜

每日350g
約5小盤左右

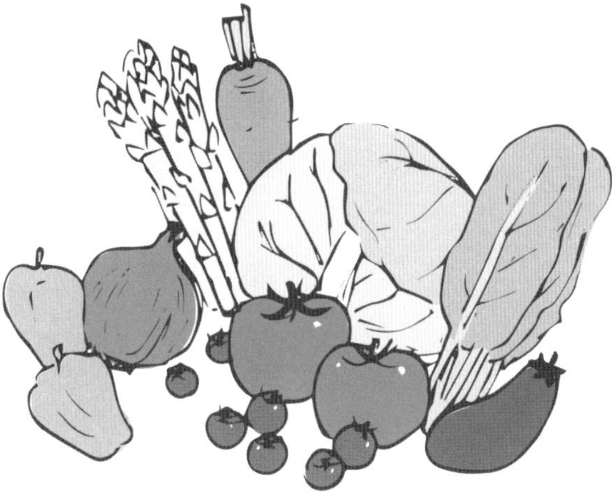

水果

每日50g
約1小盤左右

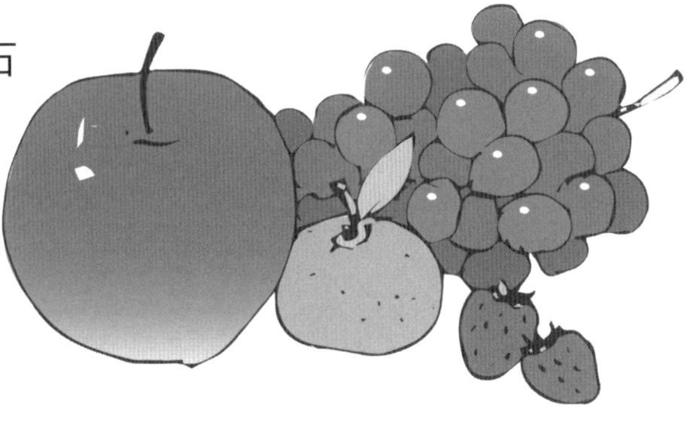

癌症預防方法 3

飲食均衡不偏食②少鹽

日本人胃癌發生率有逐年減少的趨勢，但每年仍有約13萬人罹癌。以前日本罹患胃癌人數較多，這和日本的飲食習慣有很大的關聯。雖被稱做健康飲食，並記錄在聯合國教科文組織的無形文化遺產當中，但味噌湯或醃製品、鹽漬物（鱈魚卵、鮭魚卵、醃漬魚雜碎）等等的**和食都含有大量的「食鹽」**。

由日本人鹽份攝取量和胃癌的相關研究當中指出，如果攝取過多醃製品和乾製品等等鹽漬物的話，會提高全部癌症特別是胃癌的發病率。再加上攝取過多的鈉（鹽），也會提高腦中風的發生率。

「日本癌症預防法」當中也指出**食鹽攝取過量，「幾乎確定」會提高胃癌的發生率。**世界癌症研究基金會也在2016年時指出鹽漬物「有可能提高」胃癌發生率。

食鹽攝取過多將會提高致癌率

日本罹癌率（2005年）當中，如果注意食鹽攝取量的話，
可以預防的「罹癌率」和「癌症死亡率」會是多少呢？（預估）

男性

罹癌率

1.9%

癌症死亡率

1.5%

女性

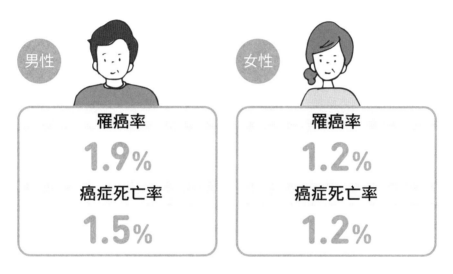

罹癌率

1.2%

癌症死亡率

1.2%

鹽份・鹽漬物和胃癌・腦中風的發生率

（以攝取量最少的群體做基準的相對性危險度）

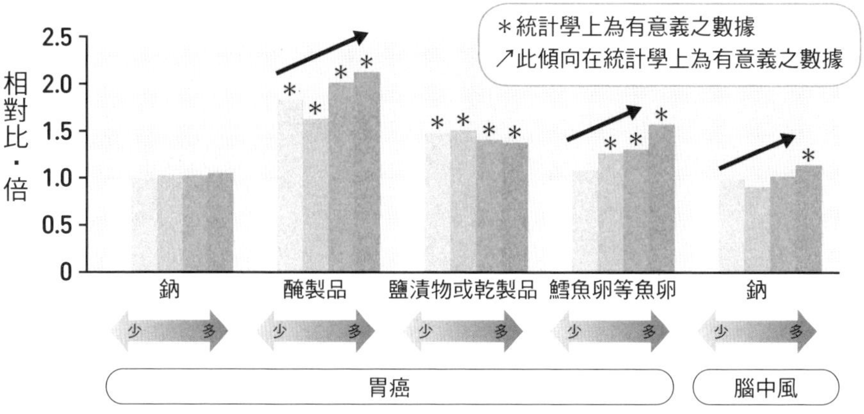

那麼為什麼食鹽會提高胃癌發病率呢？

胃裡的鹽份濃度一旦提高，保護胃黏膜的胃黏液層就會起變化並遭到破壞，進而讓胃液傷害到黏膜細胞。因此而發炎的黏膜細胞，就很容易受到致癌物質的影響，而這種狀況則會促進「幽門螺桿菌」的持續感染，而提高胃癌的發病率。

厚生勞働省的「日本人飲食攝取標準」（2015年版）當中訂定，**成年男性每日食鹽攝取量不超過8克、女性則不超過7克**。因為國際食鹽每日攝取量標準值為5～6克，而考量到日本和食的特性，所以才將標準值設定在稍高的位置。台灣國民健康署建議國人，每日鈉總攝取量不要超過2400毫克（即食鹽6克）。

2014年國民健康・營養調查當中得知，**成年男性每日食鹽平均攝取量為10・9克、女性為9.2克，兩者皆超過標準值2克以上**。由國際標準來看皆屬於高數值，也不得不說其實日本人鹽分真的是攝取過量了。想要減少鹽的攝取，首先以**每日減少鹽份2克為目標**開始做起吧。食鹽2克約為小湯匙1／3的量、味噌湯1碗左右的程度。另外鈉和鉀會因一併吸收即被排出體外的特性，所以建議大家和富含鉀的蔬果一併食用。

以每日減少鹽份2g為目標

為了「預防癌症」的食鹽攝取量標準（1日）

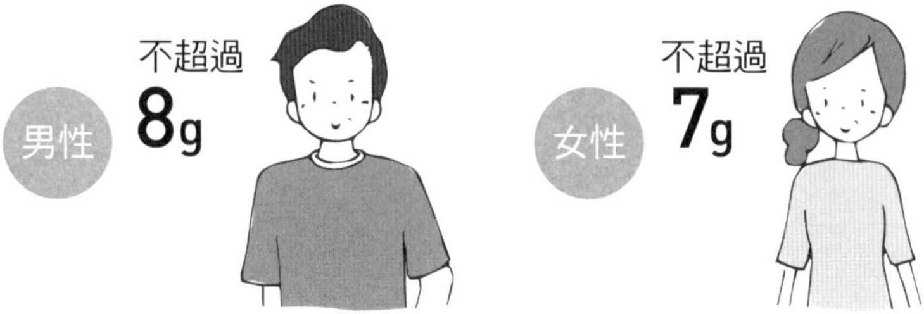

少鹽小技巧

- 選擇少鹽的菜色
- 享受食材的原始美味
- 活用蔬菜來做高湯料理
- 不喝湯麵、拉麵的湯頭
- 外食避免選擇重口味或醃製品
- 鹽醃品(乾製品、鮭魚卵、鱈魚卵、各式醃漬小菜等等)要盡量避免

【和食（1餐份）的鹽含量】

〇烏龍湯麵 約5.6g
〇壽喜燒 約3.8g
〇關東煮 約3.8g
〇握壽司（不含沾醬）約3.7g
〇燉煮魚 約2.5g
〇燉煮蔬菜 約2.3g
〇大阪燒 約2.3g

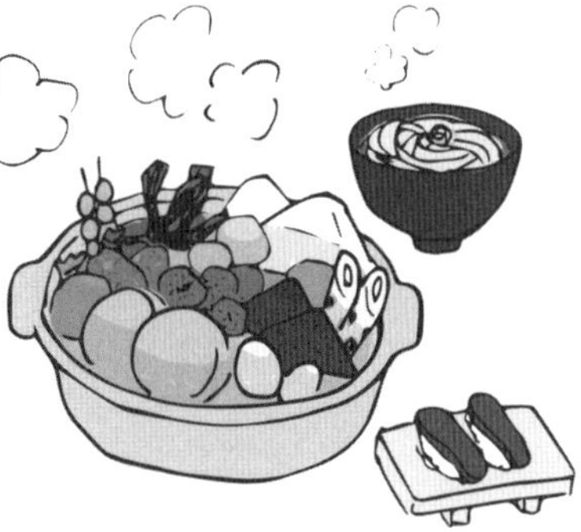

癌症預防方法 3

飲食均衡不偏食③熱食需放涼後再食用

「日本癌症預防法」中指出**熱食或熱飲「幾乎確定」會提高食道癌的發生機率。**國際癌症研究組織（IARC）於2016年也根據多種食道癌科學證據指出，熱飲「可能會有致癌性」。

雖然熱食對於人體黏膜影響暫無確切資料，但人體皮膚只要受到70度的高溫1秒鐘，組織就會開始遭到破壞。所以可想而知趁熱吃到嘴裡的食物，經過口腔內或食道時就會傷及黏膜。**因高溫而受傷的黏膜細胞很容易受到致癌物質的影響，結果就是會提高食道癌的發病率。**

使用金屬製吸管來飲用高溫的瑪黛茶，有此習慣的南巴西和烏拉圭國民，罹患咽喉癌和食道癌的比例相對較高。同時以日本、中國和香港也有多起因熱食而提高罹患食道癌的風險研究報告。

熱食會提高罹癌機率

因高溫而受傷的黏膜細胞極易受到致癌物質影響

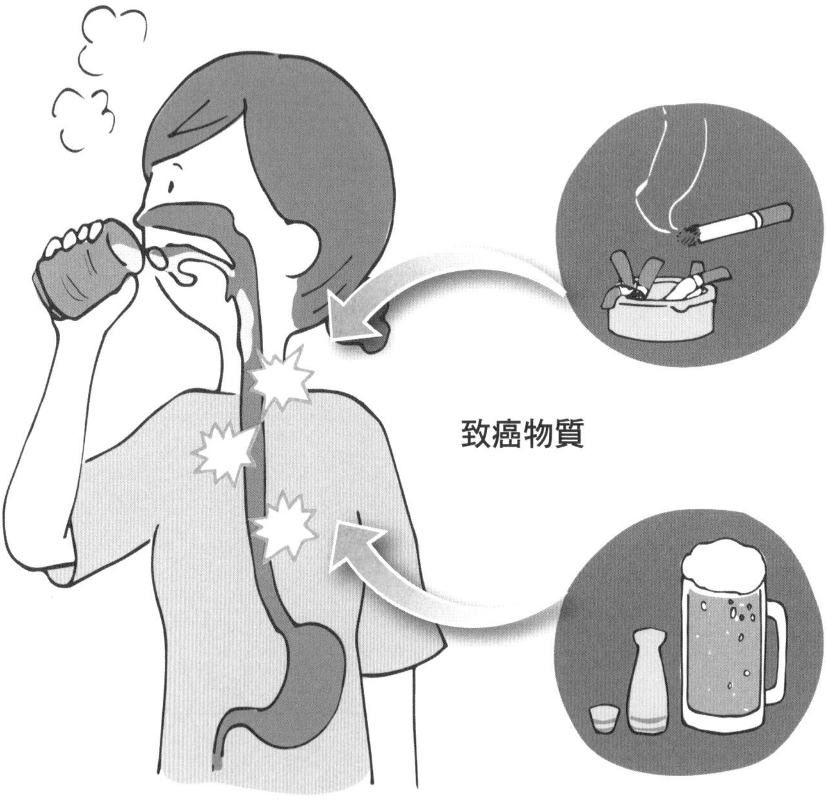

熱茶或熱湯，各種常見的熱食，入口之前務必先確認溫度，並養成待稍冷卻之後再食用的習慣。

防癌小知識

別吃太多紅肉和加工肉品

以西方人為對象的多數研究，都顯示出「紅肉」和「加工肉」會提高大腸癌的罹患率。國際癌症研究組織（IARC）對於大腸癌的罹癌機率部分，於2015年時指出加工肉「有致癌性」、紅肉「可能有致癌性」。世界癌症研究基金會（WCRF）和美國癌症研究協會（AICR）的報告書（2007年）也指出，紅肉和加工肉「有一定機率」會引發大腸癌。

另一方面，以30萬左右的亞洲人為對象所進行的複數追蹤調查綜合分析當中，指出不吃紅肉的人在癌症死亡率、心血管系統死亡率、綜合死亡率方面反而比較高。也就是說相對於西方人紅肉攝取過多而致癌率或死亡率攀升，亞洲人反而會因紅肉攝取不足，造成致癌率或死亡率攀升。

日本人的情況，比起紅肉攝取過多而造成致癌率攀升，反倒是因攝取不足而造成生病的人數增加的可能性較高，所以「日本癌症預防法」無法舉例驗證。

紅肉和加工肉會提高致癌率

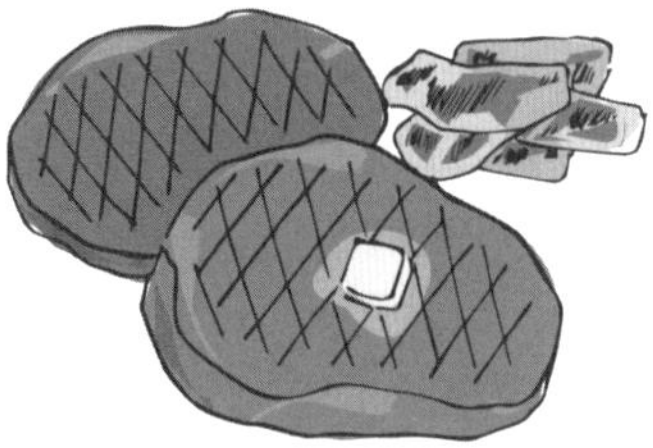

何謂紅肉？

指的是牛肉、豬肉、羊肉
（雞肉和魚肉除外）

紅肉所含的鐵質會傷害產生活性氧的基因，所以被認為會提高大腸癌致癌率。

何謂加工肉？

指的是火腿和香腸等等

加工肉所含的化學物質被認為會提高大腸癌致癌率。

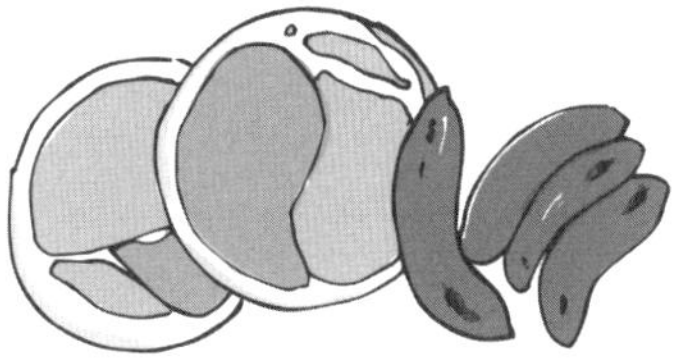

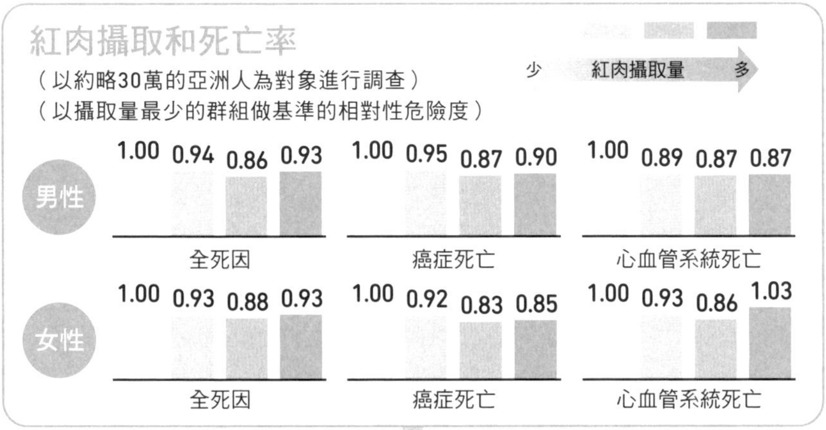

不論紅肉攝取量多或少，都會影響健康

肉類所含動物性蛋白質是建構我們身體裡血液、肌肉、內臟、皮膚等等的元素，也是維持生命不可或缺的重要營養來源。如果欠缺蛋白質的話，將會引起成長障礙或免疫力下降等等。

癌症預防方法4

維持運動習慣

我們常聽到「運動有益身體健康」，但對於癌症預防的效果又是如何呢？

以日本人為對象的某個研究指出，在工作或運動等等的**日常生活中，有運動習慣的人，罹癌機率就會愈低**。由發病部位來看，男性是結腸癌、肝癌、胰臟癌，女性則是會降低胃癌的發病率。在此份研究當中更指出，日常生活中**常常運動的人，罹患心臟病死亡的機率也會愈低**。

「日本癌症預防法」當中指出，**藉由運動「幾乎確定」可以降低大腸癌的發生率，另外也「有可能」降低乳癌的發生率**。

世界癌症研究基金會（WCRF）和美國癌症研究協會（AICR）的報告書（2007年）也提出，**運動「確實」可降低大腸癌發生率、也「幾乎確定」可降低停經後的乳癌和子宮頸癌的發生率**。

僅管如此，為什麼有運動習慣的人，能降低癌症發病率呢？

活動量較多的人，較不易罹癌

身體活動量和罹癌率

（以活動量最多的群體做基準的相對性危險度）

男性

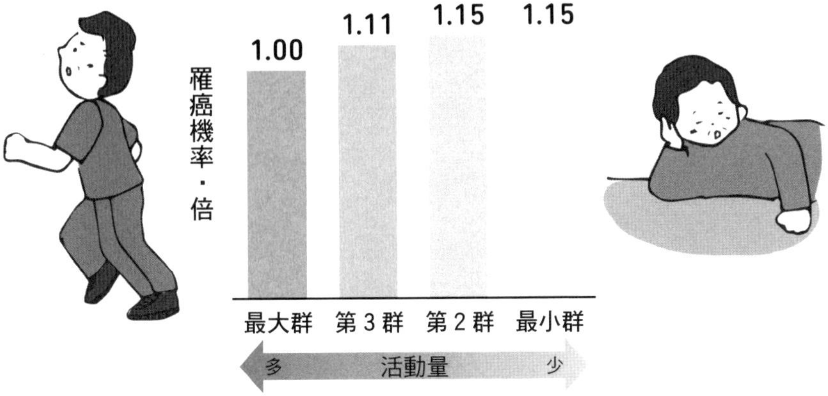

女性

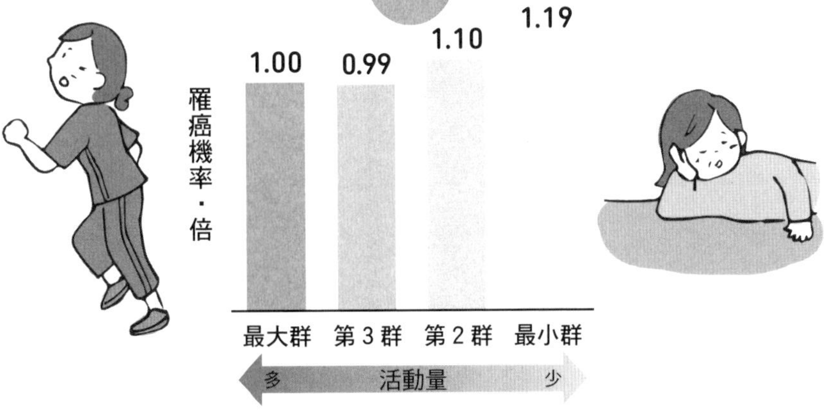

＊以年齡、地區、攝取總熱量、糖尿病病史、吸煙、喝酒、BMI、運動等進行調整

＊追蹤5～9年、45～74歲的男性約37,898人、女性41,873人當中，男性罹癌人數為7,704人、女性1,630人

運動不足會提高罹癌率

日本罹癌率（2005年）當中，如果運動量足夠的話，
可能預防的「罹癌率」和「癌症死亡率」為會是多少呢？（預估）

男性

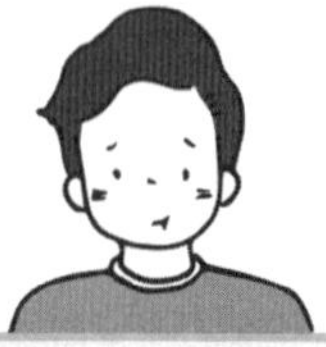

罹癌率	癌症死亡率
0.3%	0.2%

女性

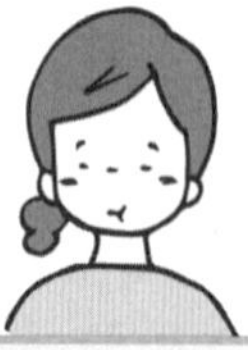

罹癌率	癌症死亡率
0.6%	0.4%

雖然尚未完全了解此種關係，但**運動和改善胰島素抗性的效果**息息相關。

如果運動不足，為了降低血糖身體就會分泌更多的胰島素，這也會產生更多的脂肪細胞，不久就會變成胰島素抗性。胰島素除了降低血糖外，也能促進細胞增生，並有著抑制癌細胞凋亡的效果。另外，在此狀態下也會造成類胰島素生長因子的增加，並且和胰島素一樣會促進癌症增生。

除此之外運動還有其它效果，例如**對於乳腺和子宮內膜的細胞來說，可以降低女性荷爾蒙的效果、幫助排便並減少排泄物通過大腸的時間，對大腸黏膜來說可以縮短排泄**

物所含致癌物質的作用時間，進而提高免疫力。

而且運動的間接效果，還可以抑制最廣為人知的致癌主因之一「肥胖」。根據2014年國民健康・營養調查，20歲以上有運動習慣的男性比例為31・2%、女性為25・1%。雖然有運動習慣的男性稍多，但男性自1970年代開始**雖然熱量的攝取有減少傾向，但肥胖指數卻有增加趨勢**，也許是因為以工作為主的生活習慣，造成多數人運動不足的情況。至今完全沒有運動習慣的人，趁著這個機會活動身體，並把運動當做是一種習慣吧。

那麼實際上要做何種運動才行呢？不管什麼事物，適量適中是最重要的，當然運動也不例外。曾有報告指出「**過量運動會縮短壽命**」，雖然是為了預防癌症，但也不建議過度勉強運動。激烈運動會增加氧氣消耗量，造成體內「活性氧」增加，並有可能傷及細胞。

「日本癌症預防法」當中以活動身體為目標，例如**每日需步行或是同等的身體活動60分鐘左右，以及建議每周需進行60分鐘左右會稍喘、流汗程度的運動**。

和步行相同程度的輕微運動，具體來說有保齡球、社交舞、高爾夫球、晨間體操、太極拳、皮拉提斯、桌球等等。會到稍喘的運動有網球、棒球、芭蕾、慢跑、游泳、水中慢步、羽球、爬山、騎單車等等。不管那種運動，持之以恆是最重要的，所以務必從中**選擇自己喜歡並感興趣的運動**。

為方便簡易計算身體活動量（消耗卡路里），厚生勞働省使用「**METs**」為單位來換算。「維持健康身體活動基準2013」當中，65歲以上長者的具體標準是**不管做何種運動都行，只要每天運動40分鐘左右即可。意指就算不需特地去運動，只要在日常生活做家事或散步就可輕鬆達標的活動量，最重要的是必須將運動養成一種習慣。**

每日活動量基準

18～64歲

每天60分鐘、
3 METs以上
的活動量

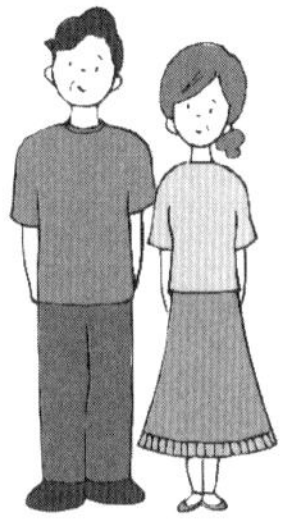

65歲以上

不論何種運動
皆可，每天
活動40分鐘

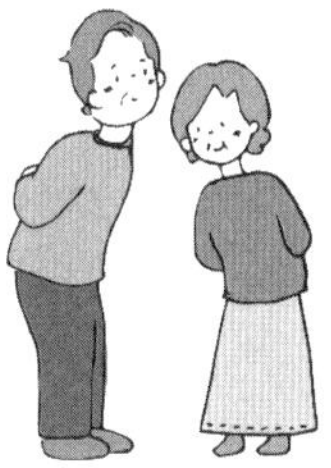

只要使用METs就可以計算消耗的卡路里

消耗卡路里(kcal) = METs × 運動時間 × 體重(kg) × 1.05

例：體重60kg的人快走30分鐘，消耗卡路里是多少？
4 METs × 0.5(30分) × 60 × 1.05 =約126 kcal

METs	運動項目
～1	坐著、躺著、搭車 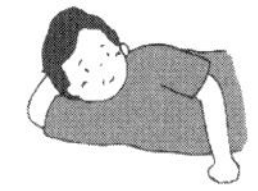
1～2	站著、對話、讀書、手工藝、內勤事務 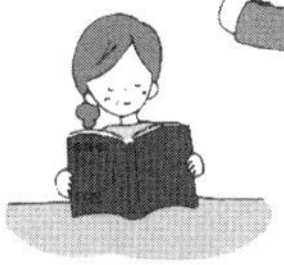
2～3	慢走、準備料理、洗碗、洗衣、輕微打掃、瑜珈、撞球、傳接球、坐著進行晨間體操 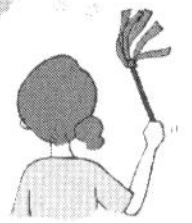
3～4	走路、打掃浴室、割草、釣魚、社交舞、太極拳、晨間體操 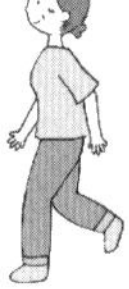
4～5	快走、騎單車、慢步上樓、水中慢步、高爾夫球 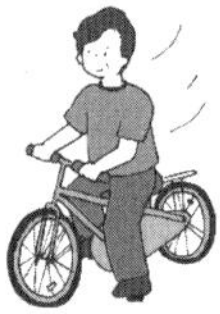
5以上	農耕、和小孩子玩耍、搬運重物、鏟雪、快速上樓、慢跑、游泳(蛙式、自由式)、重量訓練 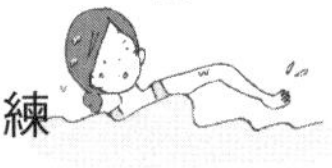

癌症預防方法 5

注意別太胖或過瘦

不管是誰都一定聽過「代謝症候群（以下略稱代謝症）」這個詞彙，因為代謝症這單字廣為人知的關係，所以很多人開始了解肥胖所造成的危險性。代謝症就是除了內臟肥大外，再加上高血壓、高血糖、脂肪代謝異常，3項當中的2項疾病的代稱。代謝症主要發生原因在於雖然生活習慣的確有不好的地方，但因為沒有什麼明顯症狀且本人也十分有精神，因此幾乎沒有發覺到自己的生活習慣是不好的。

但是就在當事人沒有發現的情況下，動脈也在持續硬化，直到某一天終於引發心臟病或腦中風等等的動脈硬化性疾病。**心臟病和腦中風約占日本人死因的1／3**，而在台灣也是國人死因前三名，所以改善生活習慣是非常重要的。

事實上肥胖也會提高癌症發生率，**「日本癌症預防法」當中指出肥胖「有可能」會提高全部的癌症發病率**。

過胖會提高癌症發病率

日本罹癌率（2005年）當中，如果保持BMI不滿25的合適體重的話，
可能預防的「罹癌率」和「癌症死亡率」為會是多少呢？（預估）

＊一般BMI 在18.5以上、25以下為正常標準

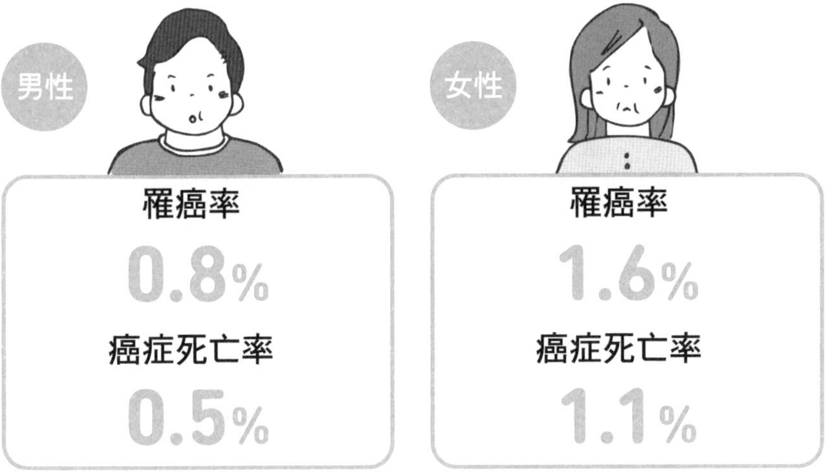

肥胖會引起各種疾病

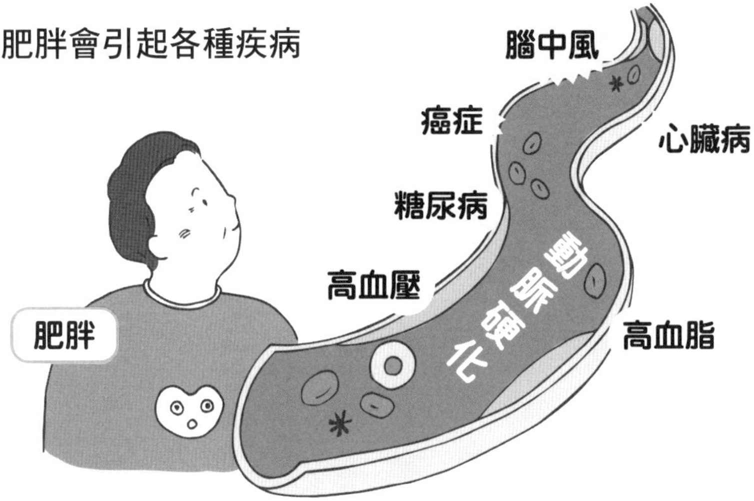

發病部位方面，停經後乳癌發生率「確實」會增加，大腸癌、肝癌發生病「幾乎確定」會增加，另外子宮內膜癌、停經前乳癌的發生率也「有可能」會增加。

國際研究方面也指出**肥胖「確實」會提高大腸癌、停經後乳癌、食道癌、子宮內膜癌、腎臟癌、肝癌、胰臟癌。**

肥胖會引發胰島素抗性（參考第88頁），在體內形成慢性發炎狀態。另外脂肪組織內也會生成女性荷爾蒙的雌激素，進而提高乳癌和子宮內膜癌的發病率。其它還有容易引起胃食道逆流而造成食道癌的發病率增加等等，都是因為肥胖所引起的。

依據國際標準，肥胖程度以BMI值超過25以上就是過重、30以上就是肥胖。BMI值超過30的人，為了預防癌症發生，需要進行減重運動。

為了消除肥胖，日常生活當中就要時常活動身體，增加卡路里消耗，並注意飲食均衡，抑制卡路里的攝取量。**減重運動1個月最多4公斤、而平均約一個月減重2公斤左右。**

控制飲食及利用運動來減重

一個月減重2kg該如何做?

卡路里就必須要減少14,400 kcal
（1kg體脂肪相當於7,200 kcal）

↓

平均1日需減少480 kcal

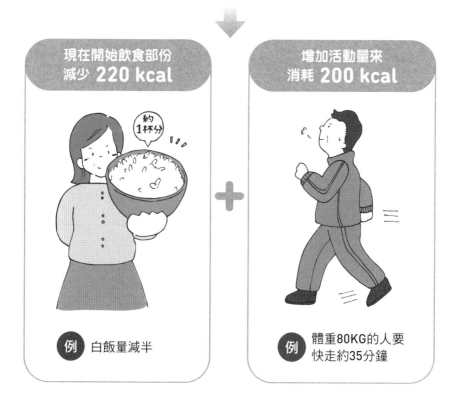

↓

現在開始飲食部份
減少 220 kcal

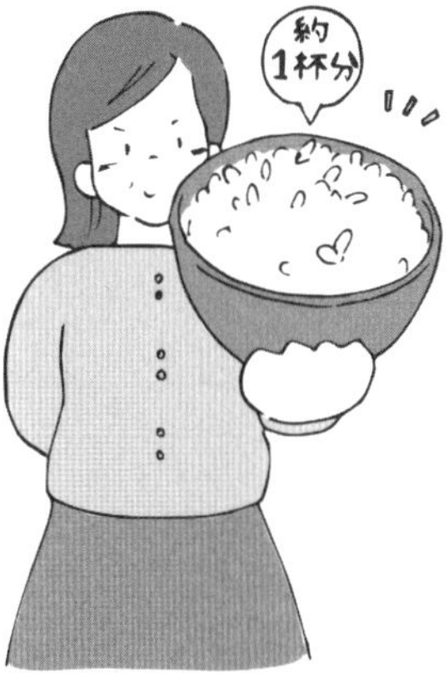

例 白飯量減半

＋

增加活動量來
消耗 200 kcal

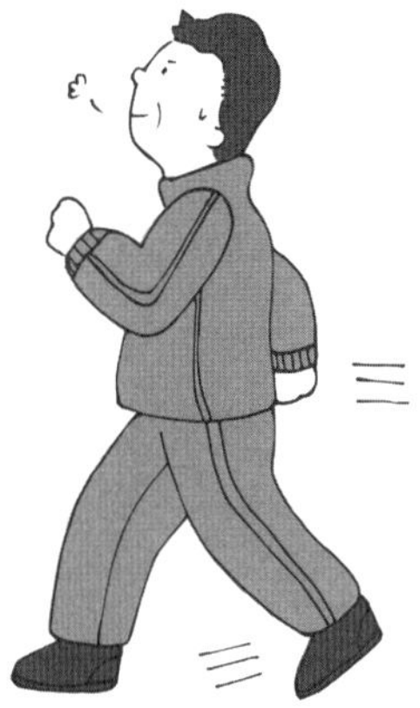

例 體重80KG的人要
快走約35分鐘

1公斤體脂肪相當於7200卡，如果想要1個月減重2公斤的話，所攝取的卡路里就必須要比現在的少14400卡，**平均1日需減少480卡**的攝取為目標，其中**200卡左右則希望您藉由運動來消耗**。

那麼只要瘦下來的話是否就能減少癌症發病率？答案其實沒那麼簡單。

如同在第50頁所闡述的，瘦子和胖子都是處於癌症高發病率的族群。而且因為纖瘦所造成的營養不足，會降低免疫力而引起傳染病，或是血管壁變得脆弱而容易引發腦出血等症狀。

根據2014年的國民健康・營養調查顯示，20歲以上BMI值30以上的肥胖比率約只占3%～4%，但BMI值不滿18・5的過瘦比例當中，男性占4.4%、女性11%，可見日本過瘦體型的人較多。

年輕人因憧憬時尚名模的骨感體型，而為了愛美導致減重過度；但近年來也由於年長者營養不足造成體型過瘦，引起許多的疾病而臥病在床，反而形成一種社會問題。

2014年日本老年醫學會所提倡的病情當中就含有「老年衰弱症」。老年衰弱症在年長者當中常見，是一種需要看護狀態的過程。歐美方面很早以前就有許多關於Frailty（虛弱、脆弱）的相關研究。

不論太胖或過瘦，都會提高癌症發病率

BMI和癌症發病率（男性的情況）

（以BMI 23.0～24.9的癌症發病率為基準的情況）

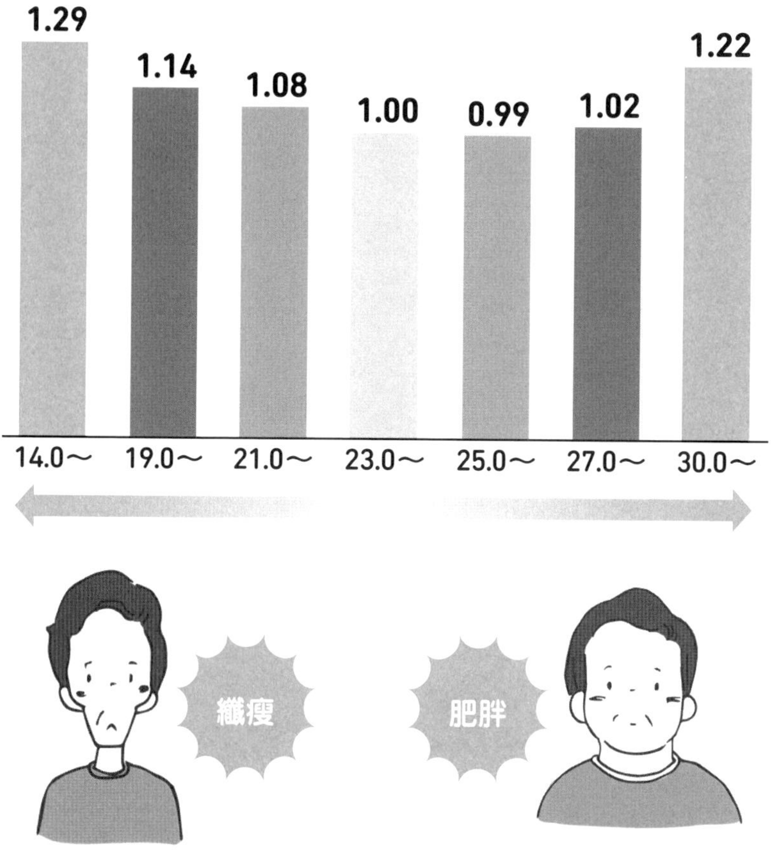

BMI 30.0以上和不滿21.0的人，癌症發病率都較高。

根據定義老年衰弱症的Fried（2001年）指出，老年衰弱症會因食欲減少等理由造成食量減少，而導致體重減輕及營養不足現象。在營養不足狀態下，會容易感到疲倦而減少活動量，也因為不活動身體，所以使得肌力降低，在這一連串負面連鎖效應下，會降低各種身體機能。報告也指出一旦罹患老年衰弱症，就很有可能需要住院，而在**7年內的死亡率也會高出普通人約3倍之多**。

①體重減少、②明顯感覺到疲勞感、③肌力低下、④走路速度緩慢、⑤活動頻率降低，上述這5個項目當中只要符合3個項目，就有可能罹患老年衰弱症。

年紀愈增長罹癌率就會愈高，這是眾所皆知的事，所以定義體重減輕的「老年衰弱症」和「癌症」之間，也無法斷言二者毫無關係。

體型偏瘦的人，一日三餐確實攝取均衡飲食，但對於蛋白質利用效率低下的年長者來說，希望能多攝取特別是富含蛋白質的「魚類」或「肉類」。

「日本癌症預防法」當中明示，中高年齡男性的合理BMI值是在21～27、女性在21～25之間，請將體重管理在此範圍內吧。

試著計算您的BMI值

BMI值的計算方法

體重(kg) ÷ 身高(m)^2 = BMI

體重 ＿＿ kg ÷ (身長 ＿＿ m × 身長 ＿＿ m) = BMI ＿＿

例：身高 165cm 體重 60kg 的人
60（kg）÷{1.65（m）×1.65（m）}=22.0（BMI）

BMI的標準

男性BMI在21~27、
女性BMI在21~25，
將體重控制在這個範圍內吧。

男性身高170CM

BMI	體重
21	60.7kg
27	78.0kg

女性身高158CM

BMI	體重
21	52.4kg
25	62.4kg

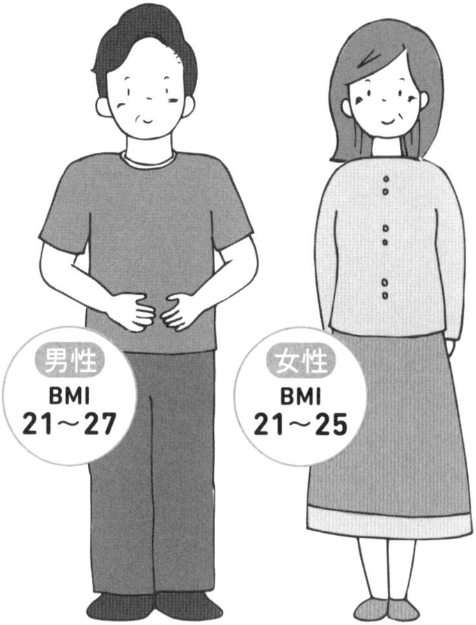

防癌小知識

癌症和糖尿病的關係

「糖尿病」是因為胰臟所分泌的體內荷爾蒙「胰島素」減少、無法正常運作，使得人體在活動時所必須的能量來源「糖分」無法被細胞所吸收，而讓身體持續呈現高血糖狀態的疾病。主要可分為自體免疫發病的「1型糖尿病」和生活習慣發病的「2型糖尿病」。在日本及台灣所提到的糖尿病大多為2型糖尿病。肥胖、偏食、運動不足、抽煙等都是發病原因，所以2型糖尿病又被稱做是生活習慣疾病。

有這些症狀請注意

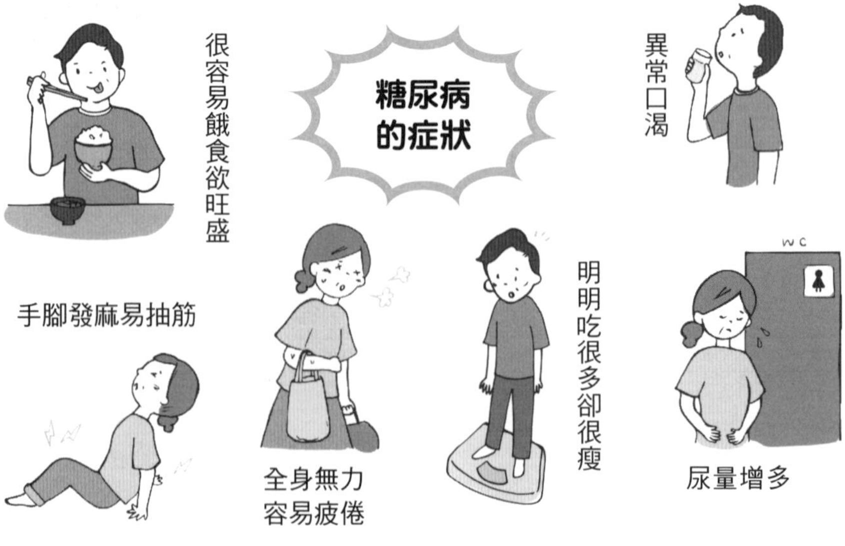
糖尿病的症狀
異常口渴
很容易餓食欲旺盛
明明吃很多卻很瘦
尿量增多
全身無力容易疲倦
手腳發麻易抽筋

糖尿病是無法治癒的慢性病，一旦罹患，終其一生都不可疏忽血糖控制，以避免其威脅生命並嚴重影響生活品質。

隨著人口老化和生活型態及飲食方式改變，近年來糖尿病已高居台灣國人十大死因前四名，估計台灣糖尿病患人口已達百萬人以上。

罹患糖尿病的話，雖然容易有倦怠感和無力感等症狀，但自身很難察覺，有不少人在發生許多併發症狀後才去看診。糖尿病的三大合併症狀有失明危險的「糖尿病視網膜病變」、需要洗腎危險的「糖尿病腎病變」、雙腳有壞死危險的「糖尿病神經病變」。其它還有增加動脈硬化造成的心肌梗

糖尿病主要併發症

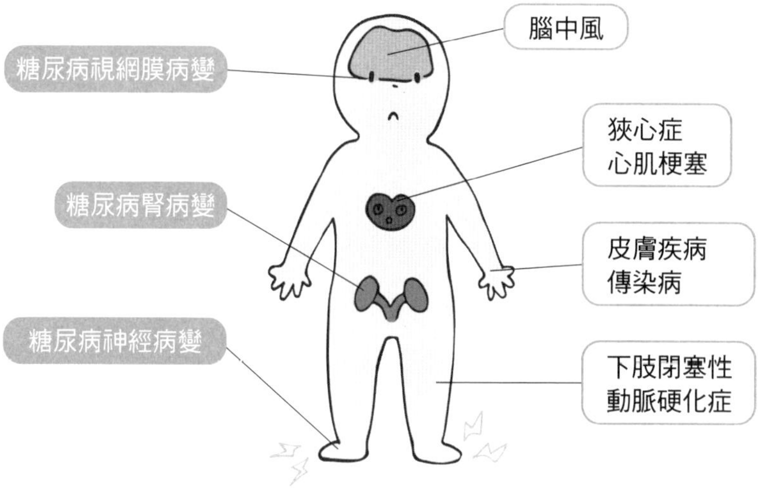

塞或腦中風的發病率等等，糖尿病藏有很多會引起許多其它疾病的危險性。還有糖尿病患者也有很高的機會罹患癌症。

國立癌症研究中心以10萬名日本人為對象，研究「糖尿病和癌症發病的關聯性」。約10萬名調查對象進行11年的追蹤調查結果顯示，被診斷罹患糖尿病的對象當中男性占了7％、女性占了3％，而這些人和正常人相比，男性罹患癌症的機率高出1・27倍，女性則高出1・21倍。也就是說有糖尿病病史的人，比起正常人罹癌機率要高出20％～30％之多。全部癌症的發病率有上升趨勢，特別是男性在肝癌、腎臟癌、胰臟癌、大腸癌，女性在卵巢癌、肝癌、胃癌的發病率要高出許多。

糖尿病患者的癌症發病率有上升趨勢

（以無糖尿病病史的人為基準）

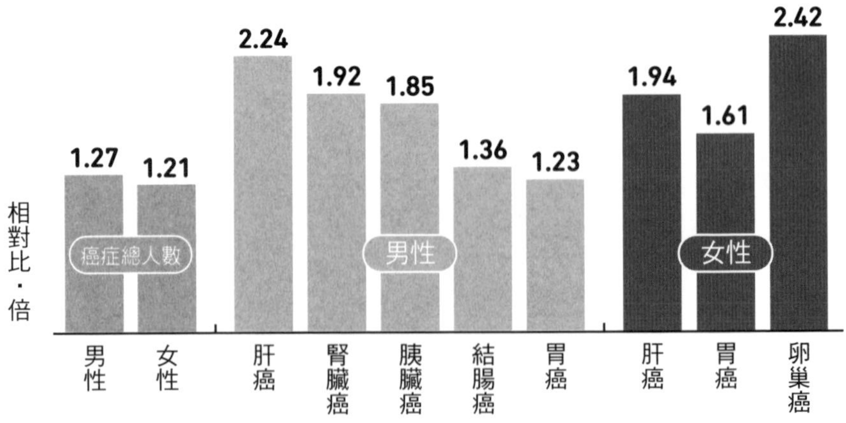

根據厚生勞動省於2014年所進行的「國民健康・營養調查」當中，被懷疑罹患糖尿病的男性推估約有16%、女性約有10%。超過50歲糖尿病患者就開始增加、70歲以上每4名男性就有1名、每6名女性就有1名懷疑罹患糖尿病。糖尿病並非因人而異，而是在我們身邊非常普遍的一種疾病。

糖尿病本身是否會提高癌症發病率，還需等待今後的研究結果，但2型糖尿病和癌症的發生原因有許多的共通點，如果能重新審視肥胖、偏食、運動不足、抽煙等引發糖尿病的危險因子的話，對於癌症的發病率也能有所減輕。

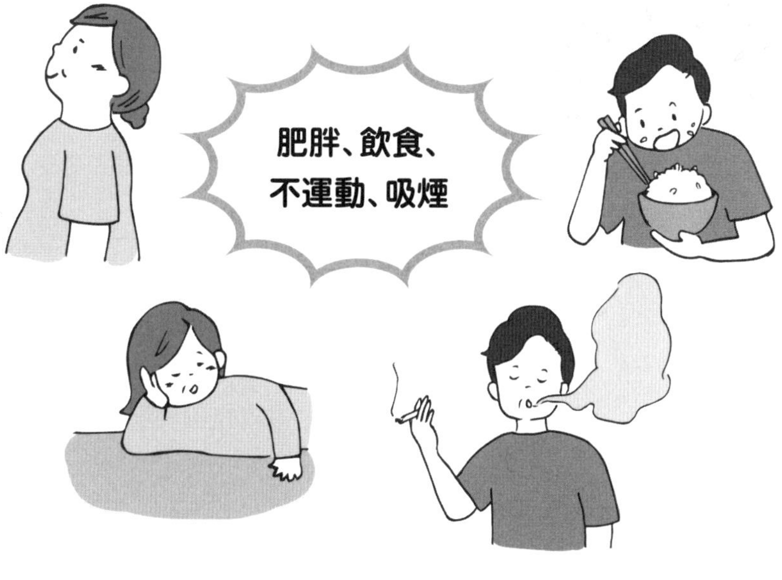

①肝癌發生原因「肝炎病毒」

因病毒感染而造成癌症發病的代表就是肝癌。追蹤15萬名捐血者的調查當中，感染「**B型・C型肝炎病毒**」的人和正常人相比，**罹患肝癌的風險要高上100倍以上**。另外研究也顯示，假如感染C型肝炎病毒，那麼罹患肝癌的機率將會提高36倍，若是感染B型肝炎病毒的話，罹患肝癌的機率將會提高16倍之多。

「日本癌症預防法」當中，根據日本人為對象的研究顯示**持續感染B型、C型肝炎病毒，「確實」會提高肝癌致癌率**。

C型肝炎病毒（HCV）的感染者，在日本預估約有100萬～200萬人。過去的醫療行為（感染者的輸血、遭到污染的注射器或針頭的重複使用等等）就是感染途徑。B型肝炎病毒（HBV）的感染者在日本預估約有140萬人，主要是分娩時由母親傳染給孩子而引發持續感染。但是因為疫苗的普及，所以幾乎沒再出現新的持續感染者。

C型肝炎的可能感染途徑

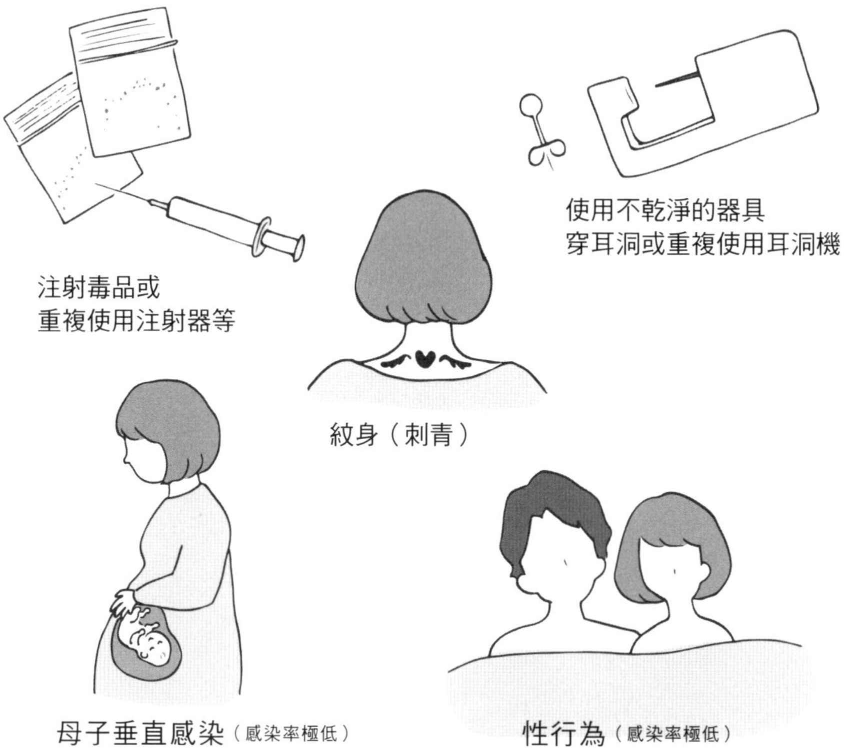

至少要接受一次肝炎病毒檢查

日本中高年齡層當中，可能有許多人感染肝炎病毒。但是由於缺乏明顯病症，所以應該都沒接受過肝炎病毒檢查。即便感染了，只要接受專門醫生正確的治療，就有可能預防肝癌。

重新檢視生活習慣吧

影響肝癌發生率除了「過度飲酒」和「抽煙」外，別無其它。

②胃癌發生原因「幽門螺桿菌」

「日本癌症預防法」當中，根據以日本人為對象的19項研究指出，**感染「幽門螺桿菌」「確實」會提高胃癌發病率**。

日本幽門螺桿菌感染率之中，除了成長在下水道尚未完善的年代的中高年齡層感染率較高外，年輕族群則有減少趨勢。感染途徑雖然還不明確，但大多透過井水等飲用水和食物，進入體內後感染的。即便是生活水準完善的現代，胃內呈現弱酸、適合幽門螺桿菌生存的**嬰幼兒仍十分容易感染，而感染原因就是咀嚼後餵食**。

感染幽門螺桿菌或是有感染病史患者的胃癌發病率，**比起完全沒感染的人要高出10倍之多**，而完全沒有感染病史的人，胃癌發病率可以說是微乎其微。2014年國際癌症研究組織（IARC）指出**「全球胃癌當中，約有8成是因為幽門螺桿菌的持續感染所造成」，而藉由消滅幽門螺桿菌，胃癌發生率有可能會減少3～4成**。

何謂幽門螺桿菌？

全長4微米（4/1000mm）的細菌，在尖端上有4～8根被稱做「鞭毛」的尾巴，藉由不斷的轉動快速來回移動。因為居住在胃的表層黏膜上，所以能夠不受胃酸影響而生存。

找時間去接受幽門螺桿菌的檢查吧！

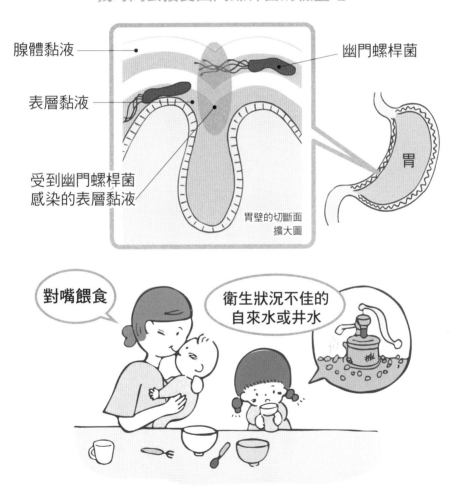

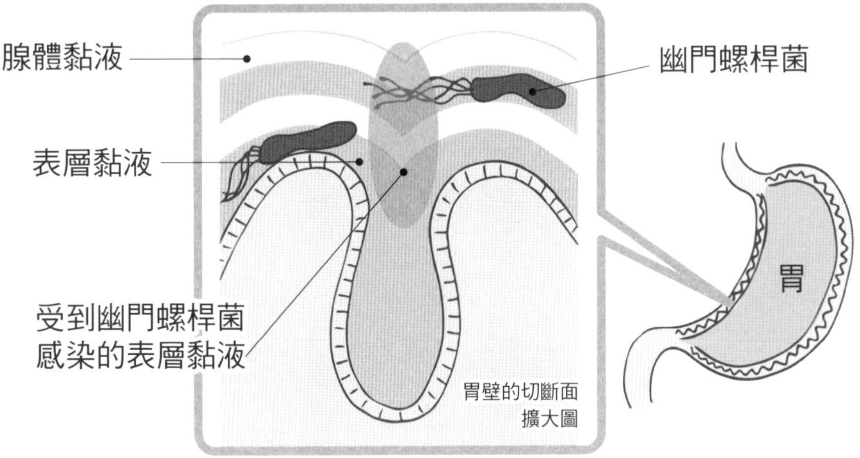

③子宮頸癌發生原因「人類乳突病毒」

「子宮頸癌」是發生在女性子宮頸部的癌症，其發生原因為**性行為而感染「人類乳突病毒（HPV）」**。根據國內調查結果顯示，15歲～19歲女性約有35・9%、20歲～29歲女性約有28・9%被檢驗出感染HPV。大多數情形是即使感染了，也會被自身免疫力排除，然後再次受到感染。因為長期性受到感染，細胞因此受損（癌前病變），就有很高的機會轉變為子宮頸癌。

「日本癌症預防法」當中指出，**HPV的持續感染**，**「確實」會提高子宮頸癌發生率**。

2014年世界衛生組織（WHO）當中，建議將子宮頸癌疫苗做為國家計畫，特別是建議應在性行為前的9歲～13歲時接種疫苗。另外由於在數種HPV型當中，**無法完全掩蓋全部致癌性HPV**，所以疫苗需搭配**定期接受子宮頸癌檢查才會有效**。

持續感染HPV病毒將容易誘發子宮頸癌

感染致癌性HPV以及對癌細胞的變化

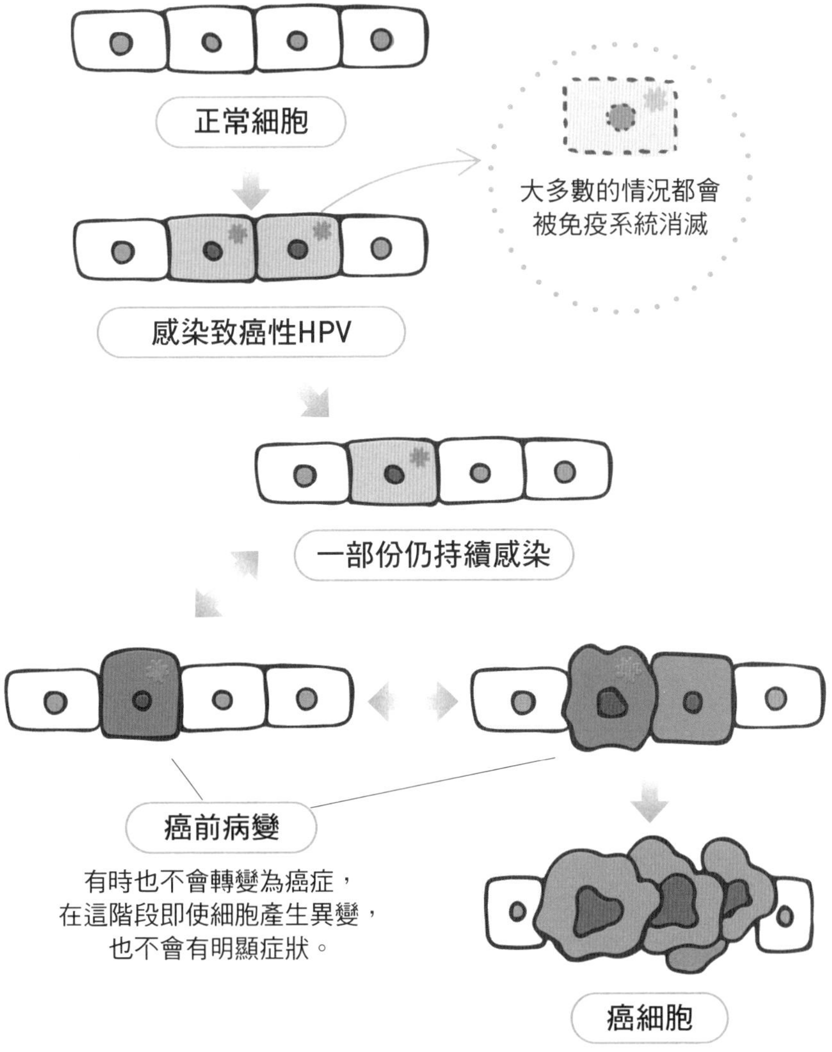
正常細胞
大多數的情況都會
被免疫系統消滅
感染致癌性HPV
一部份仍持續感染
癌前病變
有時也不會轉變為癌症，
在這階段即使細胞產生異變，
也不會有明顯症狀。
癌細胞

抑止癌症發生是有可能的！①咖啡

以約9萬名日本人為對象，進行為期10年的追蹤調查研究當中，將幾乎不喝咖啡的人和其它群體的肝癌發生率進行比較。結果顯示**每日飲用5杯以上咖啡的人，其肝癌發生率減少近50%**。即使將此方式套用於有無感染C型、B型肝炎等，引發肝癌最大主因的肝癌病毒來做區分並進行調查，也可發現有相同結果。

「日本癌症預防法」研究指出，**「咖啡」「幾乎確定」可降低肝癌的發生率，同時也「有可能」降低子宮內膜癌的發病率。**

因糖尿病造成致癌率增加，以及過去咖啡能預防糖尿病的眾多研究報告當中，我們推測這些癌症和咖啡抑制癌症發作的共同機制「改善胰島素抗性」有著關聯性。另外，我們也認為這和咖啡當中所含**「多酚」和「咖啡因」的抗氧化作用**有相關。

咖啡能降低肝癌發病率

咖啡攝取量和肝癌發生率的關聯性（男女合併計算）

以幾乎不喝的人為基準的情況

（分析對象共90,456位，追蹤期間內被診斷罹患肝癌的人有334名）

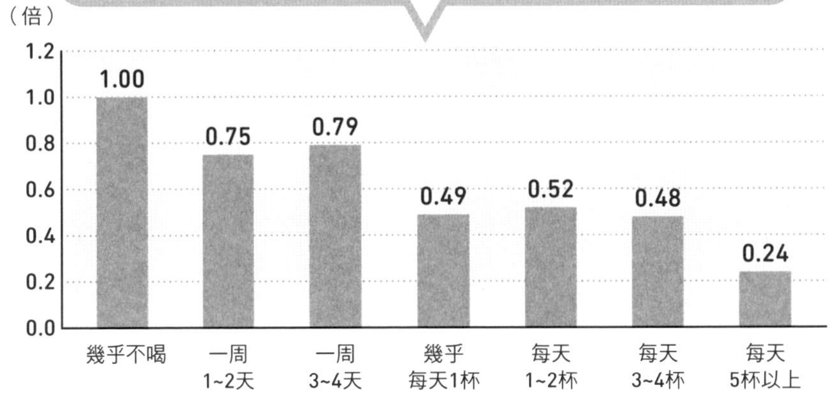

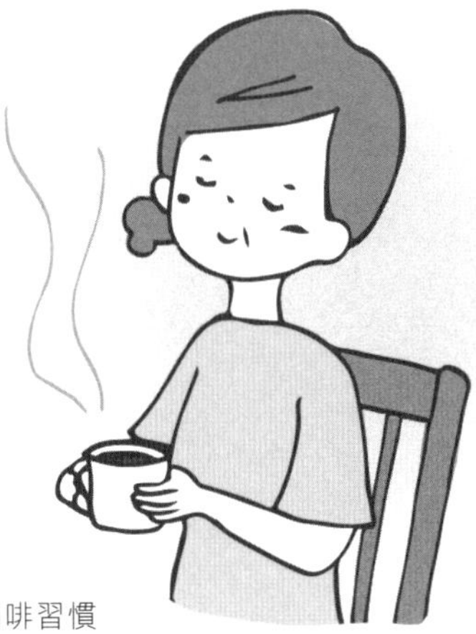

但是對於沒有飲用咖啡習慣的人，不建議勉強飲用

抑止癌症發生是有可能的！②哺乳

有許多研究報告建議可藉由哺乳來降低媽媽們的乳癌發生率。

「日本癌症預防法」當中，以日本女性為對象，將8項傳染病學研究，進行系統性分析結果顯示，**哺乳「有可能」減少乳癌發生率。**

乳癌的發生和女性荷爾蒙「雌激素」有著很大的關聯性。因初經年齡較早或是初產年齡較晚等等，造成**體內雌激素濃度維持期間愈久，乳癌發生率就會愈高。**

哺乳除了可以降低全身雌激素濃度外，也可讓雌激素和致癌物質由乳腺排出並讓乳腺發達，同時增加母乳分泌的荷爾蒙「催乳激素」。催乳激素有著讓產後無法立即懷孕、抑制排卵的作用。也就是說，餵養母乳不單單只是為了小寶寶，也能**降低媽媽的乳癌發生率。**

哺乳所帶來的好處

降低身體雌激素濃度

能將雌激素和致癌物質由乳腺排出

能增加促進母乳分泌的「催乳激素」

催乳激素 —> 有抑制排卵的效用

因為體內雌激素濃度減少，有可能降低乳癌發生率。

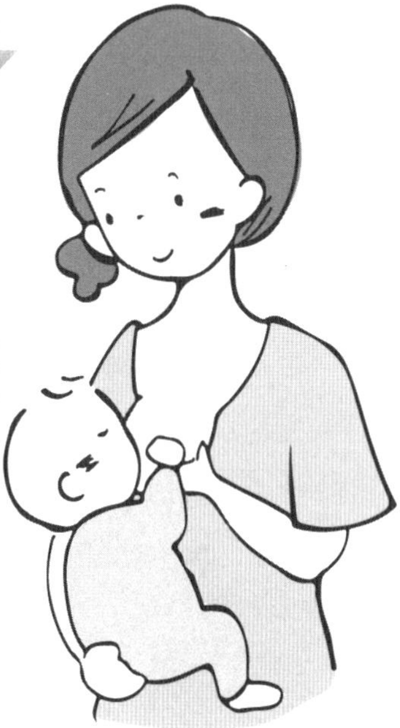

大笑能提高免疫力

癌症發生原因其中之一就是免疫力低下，而「大笑」即是影響免疫力當中的其中一項。

如第1章所述，排除癌細胞或入侵體內的細菌、病毒等等的其中一個免疫細胞就是「NK（自然殺手）細胞」。這個NK細胞和大笑之間的關係實驗當中，以癌症或心臟病患者在內共19名為對象，我們請他們觀看3小時的相聲和喜劇及大笑，並於觀看前後進行抽血，調查NK細胞的活性。結果顯示NK

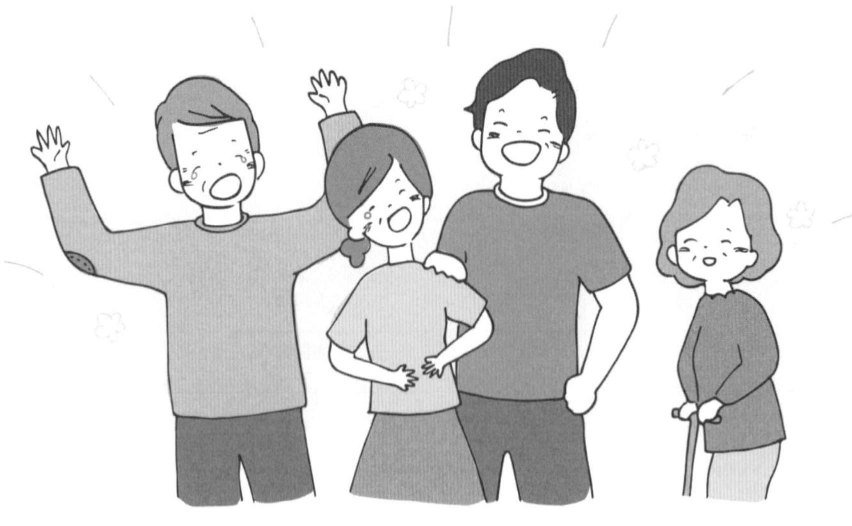

細胞活性較低的人，在大笑之後皆回復正常值，而原本於正常值的人則會更加提高活性值。也就是說推測大笑可以活化NK細胞，並提高免疫力。

另外，我們也了解到因壓力過大所造成的憂鬱症當中，NK細胞的活性將會變得更低。所以盡可能減少壓力，並於日常生活中大笑，這樣就可以降低癌症發病率。

大笑可以活化NK細胞

觀看相聲和喜劇後，NK細胞的活性

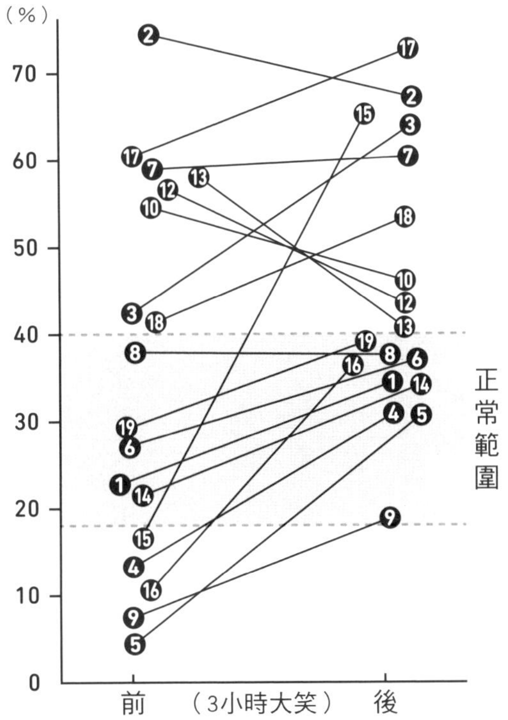

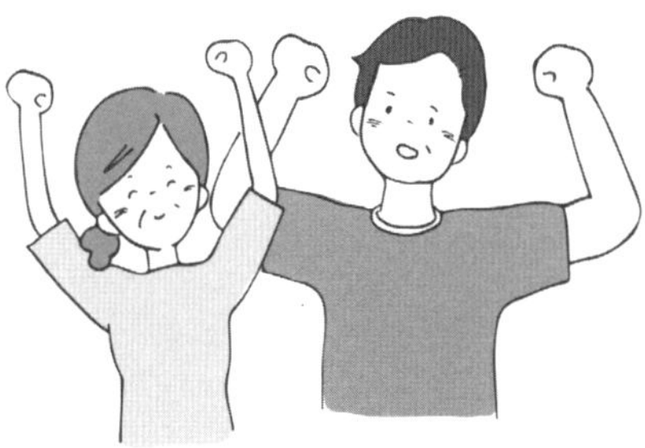

飲食愈均衡的人，死亡率愈低

根據國立癌症研究中心於2016年所發表的研究指出，飲食愈均衡的人，整體死亡率、心血管疾病死亡率，特別是腦血管疾病死亡率就會愈低。

關於具體的食物攝取和死亡率的關係，均衡飲食的建議為：副菜（蔬菜、香菇、馬鈴薯、海藻料理），以及水果的攝取愈多，心血管疾病的死亡率就會有明顯的下降。另外，主菜（肉、魚、蛋、大豆料理）的攝取愈多，腦血管疾病死亡率就會有明顯的下降。所以，**均衡飲食是很重要的，平時容易攝取不足的蔬菜和水果要完整攝取，而主菜部份也能均衡飲食的話，就能維持健康的身體。**

第4章

為了能早期發現，所以必須清楚各種癌症的基本知識

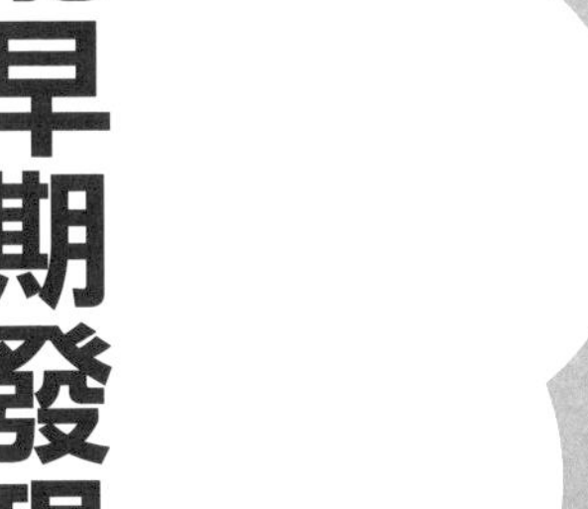

針對國人最容易罹患的 8 種癌症，詳細解說各種基礎知識。
只要知道何種人容易罹患何種癌症、會發生怎樣的症狀的話，
就能夠早期發現及預防。

肺癌

「肺癌」是肺的氣管或支氣管、肺泡的一部份細胞因不明原因損傷，而形成的癌症。增生並變大的細胞，一邊破壞周遭組織一邊成長，並且隨著血液和淋巴擴散到其它部位（轉移）。

肺癌大致可分為「**小細胞肺癌**」和「**非小細胞肺癌**」。

小細胞肺癌進展快速，是一種很容易移轉到腦、淋巴結、肝、腎上腺、骨頭等等的惡性癌症。肺癌患者當中約有15％～20％是小細胞肺癌。比起非小細胞癌症，**抗癌藥物和放射線治療的效果更加明顯**。

小細胞癌以外的肺癌都稱為非小細胞肺。**大多數肺癌都是小細胞肺癌**，約占總數的80％～85％。可分為腺癌、扁平上皮癌、大細胞癌等各種組織型（利用顯微鏡觀察細胞時的一種），且容易發生的部位、症狀、進展方式、速度等都有所不同。這些非小細胞肺癌，利用化療或放射線治療難以看到成效，所以大多**以手術為主要治療方法**。

肺的構造

肺是一個占有胸部大部分並於左右各有1個的器官。在左右肺之間有著心臟和大血管、氣管、食道等等。右肺又可區分為「上葉」、「中葉」、「下葉」3部分、左肺可區分為「上葉」及「下葉」2部分。

呼吸的組成

平常我們會無意識的呼吸著，由口鼻吸進的空氣會經由「咽頭」、「喉頭」穿過氣管，最後經由左右兩側的「支氣管」進入肺部。
肺部當中的支氣管又再分支為更細小的「細支氣管」散布於肺部當中，並和「肺泡」這個小房間相連接，而氧氣會被肺泡所吸收並排出二氧化碳。

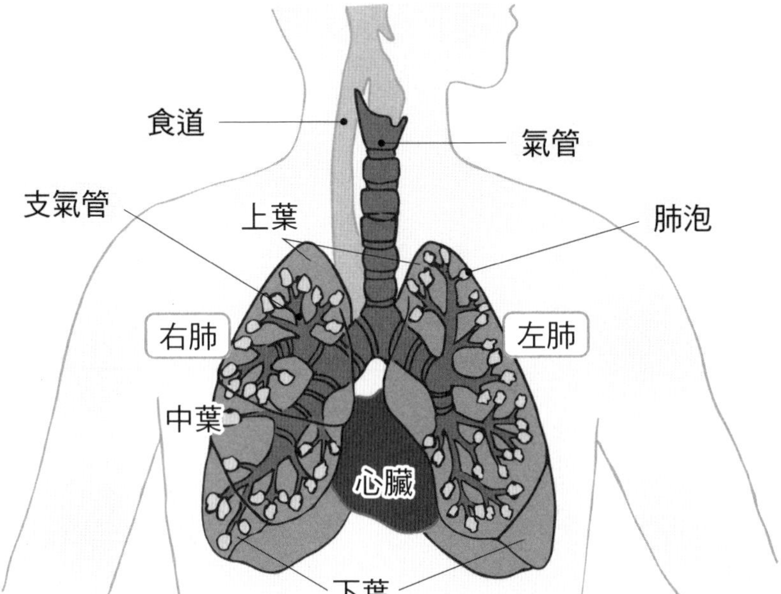

雖然**罹患肺癌最大主因在於吸煙**，但即便是沒有吸煙習慣的人，**間接吸入他人的二手煙，或是空氣污染等等，都會提高肺癌發病率**。

國立癌症研究中心「最新癌症統計」當中，肺癌死亡人數為7萬3千多人（2014年），而新的罹癌人數則達到11萬3千多人（2012年全日本推估值），並且由發生部位來看，**肺癌已成為癌症死亡人數的第1名**。

年紀愈大愈容易罹患肺癌，並且有高齡化的趨勢，但自1970年左右開始因吸煙率、香煙消費率的人口降低的關係，所以1990年代後半開始有降低的趨勢（參考49頁圖表）。

肺癌一般初期症狀為咳嗽不止、痰中有血、胸痛、喘鳴聲、呼吸困難、聲音沙啞、發燒等等，但也不一定會出現這些症狀。另外，這些症狀也不是肺癌特有的症狀，其它呼吸道疾病也常見，所以會自我判斷為「感冒時間比較長」，而延後就醫因而惡化的例子也是很常見的。如果你有前述症狀並且時間拖很久時，建議你立即去醫院接受檢查。因為**40歲以上且有抽煙經歷的人罹患肺癌的機率很高**，所以更需要特別注意。

肺癌的分類和特徵

	組織分類	好發部位	特徵
非小細胞肺癌	**腺癌** 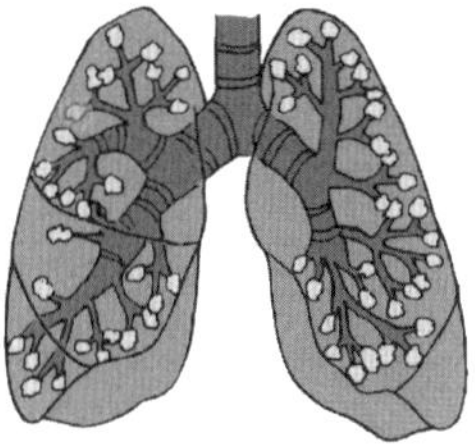	肺野	女性常見肺癌 不太有明顯症狀
	扁平上皮癌 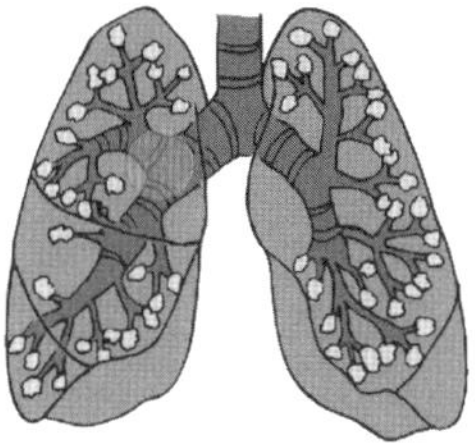	肺門	和抽煙 有極大關聯
	大細胞肺癌 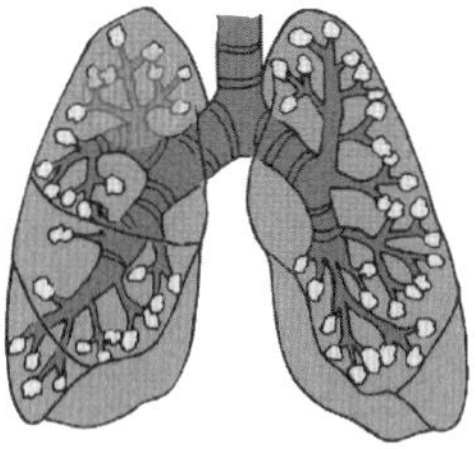	肺野	增生速度快速
小細胞肺癌	**小細胞肺癌** 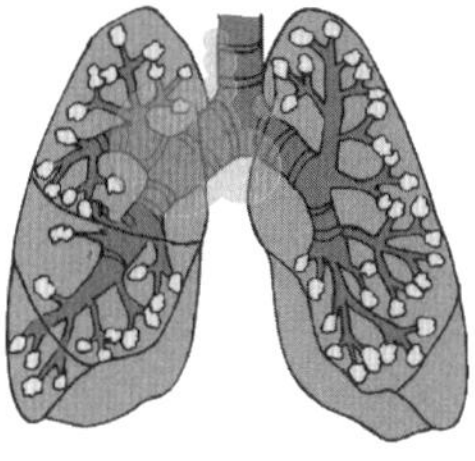	肺門	和抽煙有極大關聯 容易移轉其他部位

肺癌當中被歸類於非小細胞肺癌的「**扁平上皮癌**」，和常見於小細胞癌的「**肺門型肺癌**」，此二種極易出現**咳嗽、咳痰、血痰等症狀**。

非小細胞肺癌當中常見於「腺癌」的「肺野型肺癌」，由於初期不太有症狀，所以常常會在身體檢查或定期健康檢查、或是其它疾病檢查當中才發現的例子也很多。

沒有發覺到已得肺癌，而是在移轉到腦部時才感到頭痛，或是移轉到骨頭時才感覺到疼痛而注意到的例子也很多。不論是那種癌症，共通的症狀都是**容易疲倦、食欲不振、體重減輕、發燒**等等。

雖說**預防肺癌最有效的方法是戒煙**，但如果能早期發現、並提早接受治療而提升治癒率的話，**接受定期檢查**也是一件很重要的事。

在日本針對肺癌最有效的檢查方法就是「**胸部X光檢查**」。

吸煙的人只要配合「胸部X光檢查」及「**痰液細胞檢查**」，就能大幅提升檢查精準度。需要檢驗對象的癮君子其吸煙指數（一天的抽煙支數×抽煙年數）通常在４００～６００以上。

肺癌檢查方法

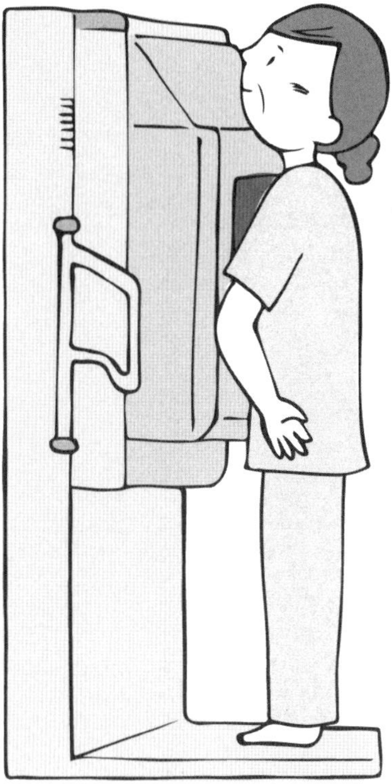

胸部X光檢查

大口吸氣，閉住呼吸不動並進行X光照相攝影。在X光照片當中，健康的肺會照出黑色，如果有癌症或炎症等病變時，將會照出白色陰影。

痰液細胞檢查

檢查痰液當中是否含有癌細胞或細菌等等。在檢驗機關接受指導後，自行採取痰液培養後，再進行檢查。

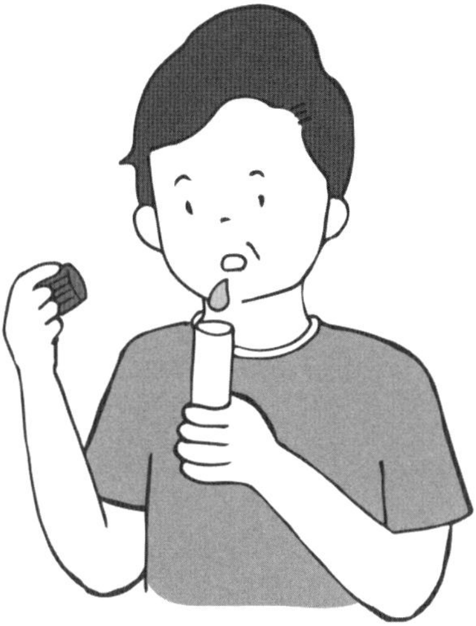

胃癌

所謂的「胃癌」就是胃壁表面黏膜細胞的一部分因不明原因受損，因而癌症化的疾病。直至在胃癌檢查當中能被檢驗出的大小之前，癌化細胞需花費好幾年的時間不斷重複增生。起初只是一個小小的癌細胞並逐漸變大為塊狀物，接下來就會由黏膜細胞侵入胃壁當中，浸潤包覆胃部外側的漿膜，或是更進一步浸潤外側腹腔內。所謂的浸潤，如同字面所述「癌症滲透擴散」之意。不久之後，就會浸潤到附近的大腸和胰臟等器官。

胃癌的癌細胞組織型當中，由**上皮細胞所產生的「腺癌」**占大多數。細胞分化度大致可歸類為「**分化型**」和「**未分化型**」。一般來說，分化型的進展速度較慢、而**未分化型的細胞增生速度和進展速度較為快速**。

未分化型常常會被誤認為「**皮革胃**」，但即便是分化型，有時也會演變成皮革胃。皮革胃占了胃癌比例約10％左右，**常好發於女性或年輕人身上**，也由於浸潤到胃壁當中且難於黏膜表面發現，所以有時**使用內視鏡檢查也無法發現**。另外，由於移轉到其它內臟的腹膜播種，或是移轉到

胃的構造

胃是一個在食道和小腸之間的器官。胃的出口和小腸一部分的十二指腸相連接，稱之為「幽門部」。

胃壁由內側開始大致可分為「黏膜」、「黏膜肌層」、「黏膜下層」、「固有肌層」、「漿膜下層」這5層。

胃的運作

由口腔經過喉嚨、食道進入胃中的食物，會被暫存在胃中，並且經由胃液消化至黏稠狀態，再適量的送至十二指腸。而胃酸則擔任殺死細菌和病毒的職位。

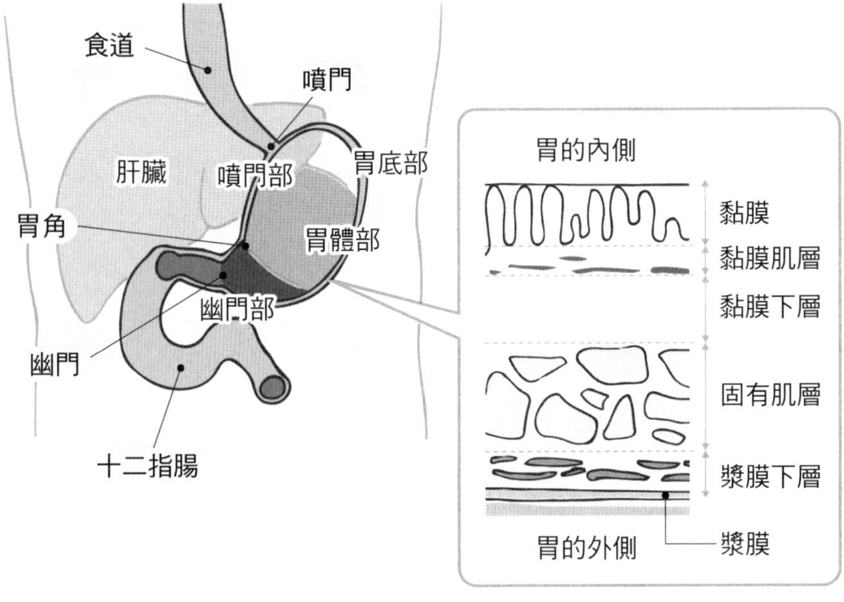

淋巴的機會很高，所以常常無法利用手術療法進行治療。治療方式則以抗癌藥物為中心，因為效果較為顯著。

日本人過了40歲之後的胃癌罹患率逐漸升高。由年代別來看，平均每10萬人的罹患率有逐漸減少趨勢。但是隨著社會高齡化，全體胃癌的罹患數卻呈現停滯狀態。在所有癌症當中，男性的胃癌死亡數排名第2、女性則排名第3（2014年），但和過去相比，胃癌死亡數則有減少趨勢。

雖說胃癌最大發病主因是幽門螺桿菌的持續感染，但也和抽煙或飲食生活等等的生活習慣有關。飲食生活方面，過量攝取鹽分、鹽漬品，或是蔬果攝取不足都是罹癌主因。只要不感染幽門螺桿菌，就不太會有機會罹患胃癌，但因其它主因而罹患胃癌的例子也是有的。

如果有機會的話，試著接受幽門螺桿菌的檢查，只要發現感染，就儘快治療。

胃癌的發展

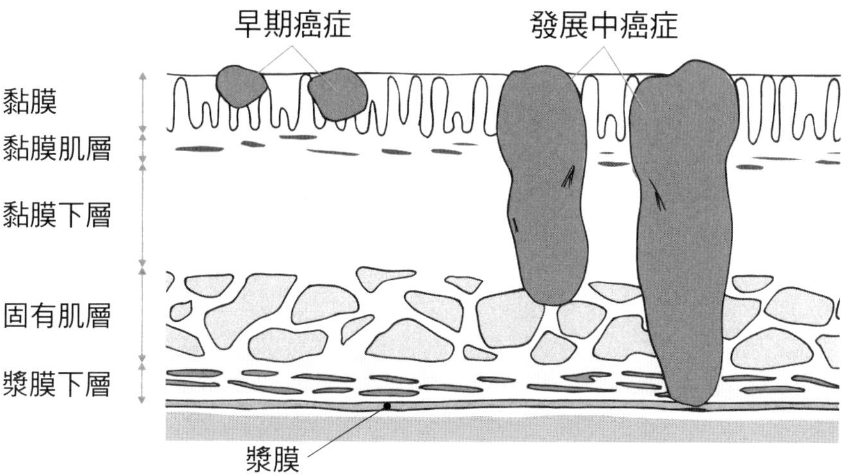

胃癌初期主要症狀

- 胃痛
- 胃腸不適
- 想吐
- 消化不良
- 胃食道逆流
- 食欲減少
- 體重減輕
- 胃阻塞感
- 出血 等等

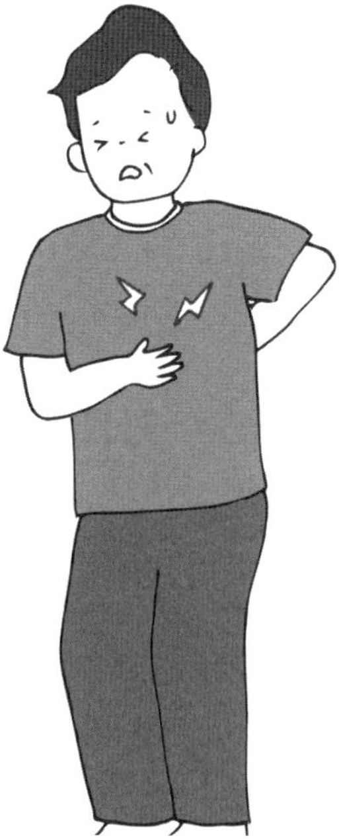

胃癌主要自覺症狀有**胃痛**、**胃腸不適**、**胃食道逆流**、**想吐**、**食欲減少**等等。但是這些並非是胃癌的特有症狀，胃炎和胃潰瘍也常會發生，所以無法自我判斷其差異性。在**胃癌初期除了自覺病狀不太容易判別外，有時甚至病情已相當嚴重，卻沒有任何症狀的例子**也是有的。當懷疑是胃炎或胃潰瘍的時候，就進行內視鏡檢查，進而發現初期胃癌的例子也是很常見的。

由於**貧血**、**排黑便**、**進食阻塞**、**體重減輕**等等症狀，有可能代表胃癌正在發展中，所以有必要儘早至醫院接受檢查。

一般胃癌檢查方法有**「胃部X光檢查」**和**「胃視鏡檢查」**。

胃部X光檢查當中，大約有70％～80％檢測準確度可以發現胃癌。

胃視鏡檢查是利用內視鏡直接查看胃內情況的檢查。因為就連胃內小小的病變都可以發現，所以如果胃部X光檢查後發現有罹癌可能性，就會再追加胃視鏡精密檢查。但2016年開始因為追加胃癌檢查項目，所以有很多人會從一開始就進行胃視鏡檢查。**有許多的胃癌都是在檢查時發現的，超過50歲的人，就算沒有症狀也建議應該接受胃癌檢查。**

胃癌檢查方法

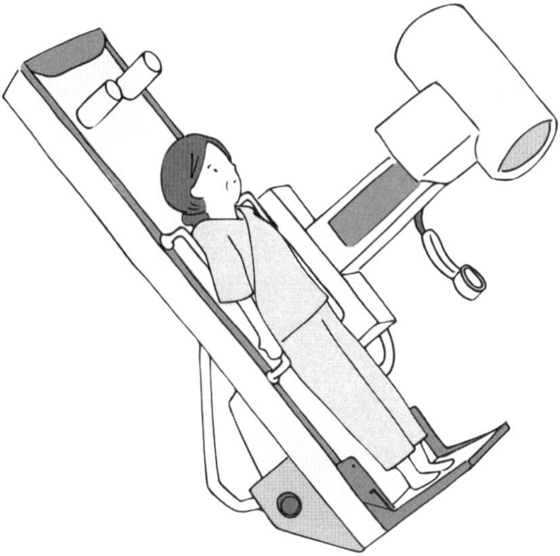

胃部X光檢查

喝下發泡劑讓胃膨脹，並再喝下顯影用的鋇劑之後，再確認胃內黏膜形狀有無異常的檢查。

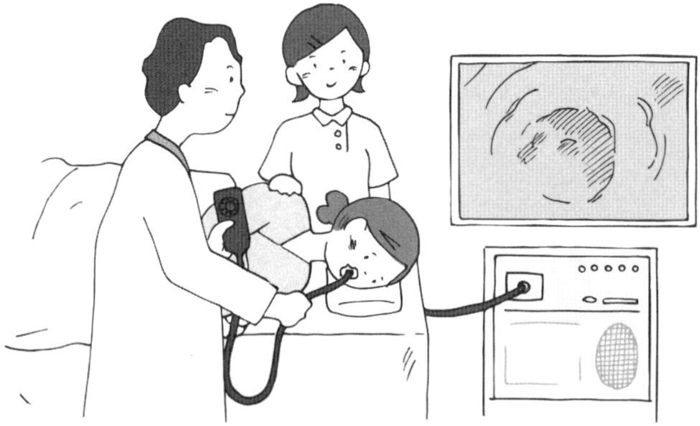

胃視鏡檢查

將前端附有攝像頭的軟管插入胃裡進行檢查。前置處理要局部麻醉喉嚨或鼻腔，並經由停止消化系統停止運作的注射，讓大部分的情況都能無痛進行檢查。

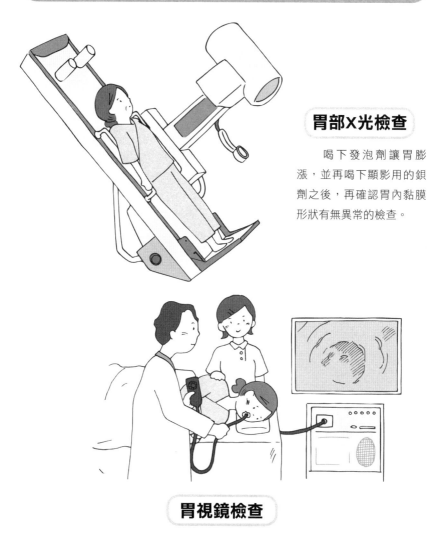

大腸癌

發生在長度約2公尺大腸內的就是「**大腸癌**」。大腸由盲腸開始，再由盲腸向結腸（升結腸→橫結腸→降結腸→乙狀結腸）、直腸（長約15公分最直的部份）、最後連接肛門。日本人最常罹癌的部位在**乙狀結腸和直腸**。

大腸癌的發生過程可分成二部份。第一是黏膜細胞長出良性息肉（腺瘤），而那部分轉化為癌症，第二是正常黏膜細胞直接轉化為癌症。不論那個都是在大腸壁最內側的黏膜表面所發生的。

緩慢侵入呈現層狀大腸壁的癌細胞，隨著發展也會移轉到淋巴結、肝或肺等等其它內臟器官。

引發大腸癌的主因有**喝酒和抽煙**、**肥胖**等生活習慣，而飲食習慣則有**紅肉（牛、豬、羊肉）和加工肉（培根、火腿、香腸等等）**的攝取過量。

大腸的構造

大腸是由和小腸連接的「盲腸」開始，連接至「肛門」的2公尺左右管狀器官。「盲腸」開始往上的部分，我們稱之為「結腸」。結腸又可分為「升結腸」、「橫結腸」、「降結腸」、「乙狀結腸」這四個部份。垂直往下的部分則稱之為「直腸」，直腸和「肛門管」相連接。

大腸的運作

在到達大腸之前，被消化吸收的食物殘渣（腸內容物）會儲存在大腸。在大腸內水分被吸收後會轉化為糞便。

大腸當中有著大腸菌和乳酸菌等等超過100種以上的腸內細菌，有助於分解食物纖維和預防感染的功用。

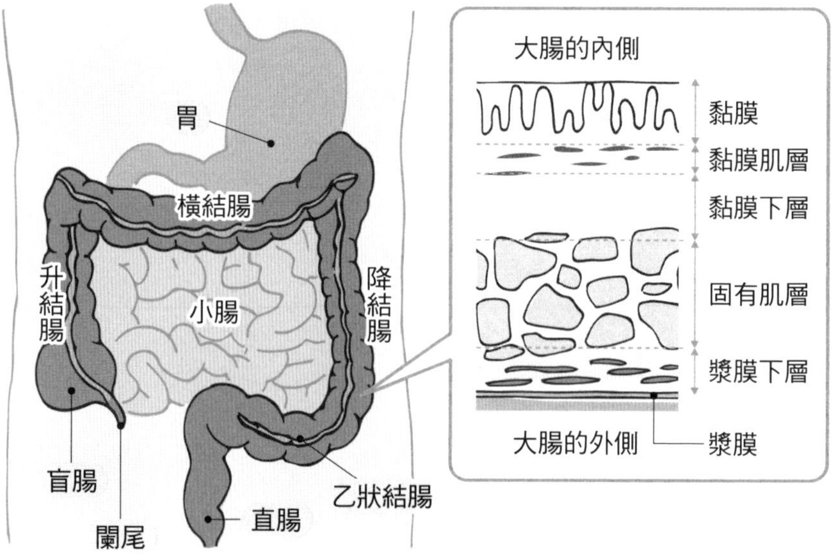

另外，身高愈高的人罹患大腸癌的機會也愈高，其原因在於成長期的營養和荷爾蒙等級的影響有關。

遺傳主因方面，天生抗癌基因異常的情況容易罹癌，而直系親屬當中如患有「遺傳性大腸息肉症（大腸腺瘤症）」和「林奇氏症候群（遺傳性非息肉大腸癌）」的人也需特別注意。

大腸癌的罹患率由40歲開始逐漸攀升，50歲左右開始急速增加，**年紀愈大罹癌比率愈高**。

根據罹癌率的預估，至1990年代前半為止雖有增加趨勢，但之後卻呈現減少甚至停滯狀態，這點和死亡率是相同的。

雖然大腸癌早期不太有自覺症狀，但常見的症狀有**腹痛**、**胃脹氣**、**血便**、**下血**、**不斷腹瀉和便祕**，**糞便較細**、**感覺有宿便**、**貧血**、**不明原因的體重減輕**等等。血便雖然也可在痔瘡當中看到，但**血便頻率太高的時候就有可能是罹患大腸癌**，所以還是盡早向醫院的消化器官科、腸胃科等就診吧。另外，完全沒有自覺症狀，只因單純嘔吐而去就診，結果發現是因大腸癌所造成的「腸閉鎖」，或是因早期發現移轉至肺或肝臟的腫瘤而進行精密檢查，才發現原來是大腸癌的例子也不少。

大腸癌的2種發生過程

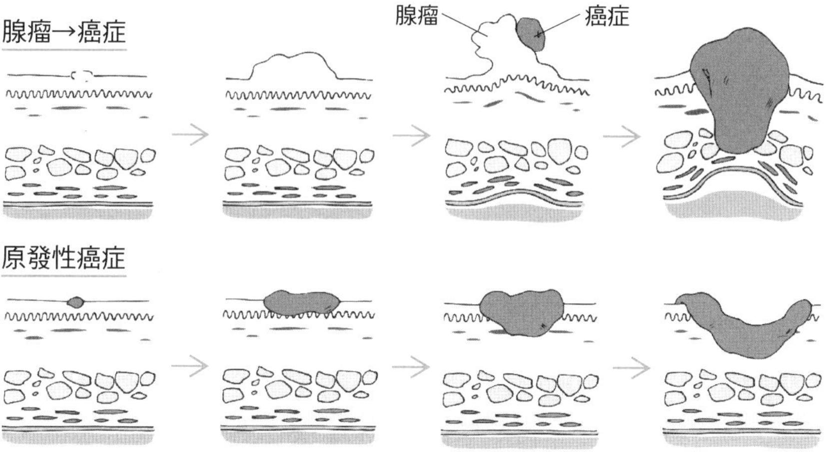
腺瘤→癌症
腺瘤
癌症
原發性癌症

大腸癌的主要症狀

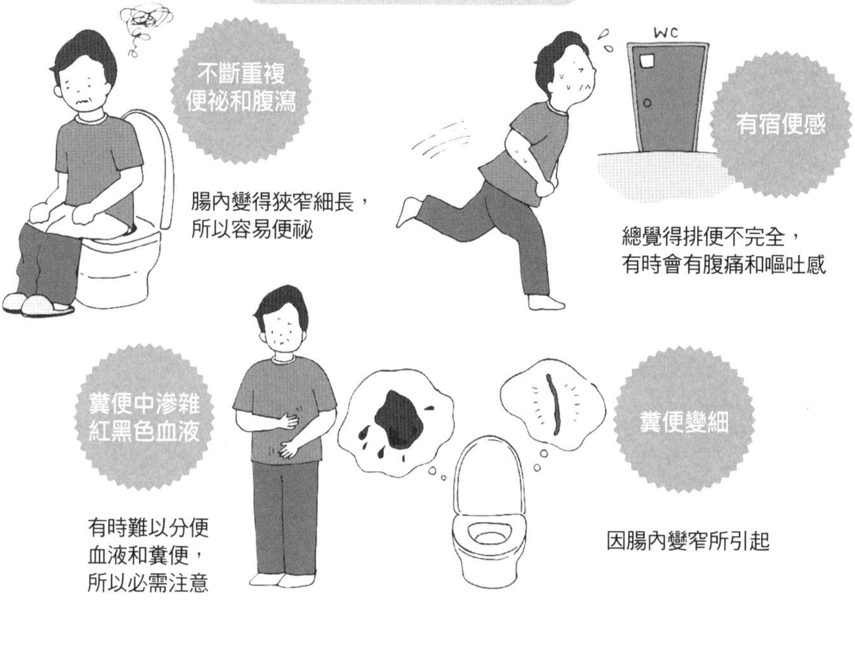
不斷重複
便祕和腹瀉
腸內變得狹窄細長，
所以容易便祕
WC
有宿便感
總覺得排便不完全，
有時會有腹痛和嘔吐感
糞便中滲雜
紅黑色血液
有時難以分便
血液和糞便，
所以必需注意
糞便變細
因腸內變窄所引起

大腸癌一般檢查方法是以檢驗糞便中是否含血的「糞便潛血檢查」較為有效。這項檢查並不會對身體造成負擔，也可以在**發生症狀前就能早期發現**。

其它還有「大腸內視鏡檢查」。這項檢查是利用內視鏡直接查看大腸內部的方法，並能較準確發現有無癌症或息肉。但是，也因為需要較高的技術，所以無法對多數人使用。雖然專門檢驗機關當中已納入檢查法之一，但現今大多數檢查**仍以精密檢查為目的來執行**。

根據國立癌症研究中心於2015年的癌症統計預測，**大腸癌罹患數是所有癌症當中的第1名**，估算日本在一年當中將新增高達13萬5千8百名的大腸癌患者。

初期不太有自覺症狀的大腸癌，**定期接受檢查並早期發現**是很重要的。發現尚未癌症化的息肉並進行切除，和將來大腸癌的預防有著緊密相關。

大腸癌的檢查方法

糞便潛血檢查

糞便潛血檢查一般是檢驗2天的糞便，並確認糞便當中有無血液滲雜。不止限於大腸癌，例如痔瘡等其它原因也會出現陽性反應，所以呈現陽性反應時就會進行大腸內視鏡等等的精密檢查。

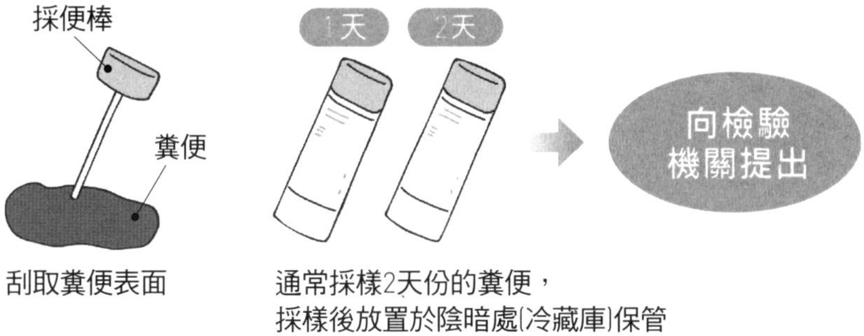
採便棒
糞便
1天
2天
向檢驗
機關提出
刮取糞便表面
通常採樣2天份的糞便，
採樣後放置於陰暗處(冷藏庫)保管

大腸內視鏡檢查

將前端附有攝像頭的軟管插入大腸，直接查看大腸內的情況。如大腸內留有糞便的話，便無法仔細觀察黏膜情況，所以檢查當日需數次喝下總計2公升的瀉藥，將糞便完全排掉後再進行檢查。

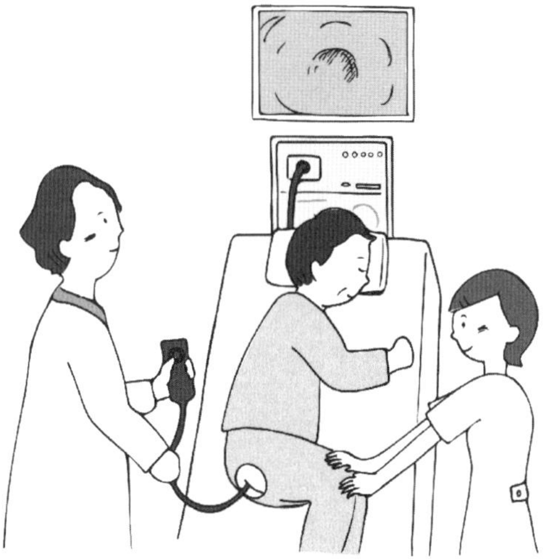

胰臟癌

胰臟是位於胃後方，長約20公分左右的器官，如同將西洋梨橫放一般，呈現細長狀。

胰臟當中有著名為「胰管」的細小管子，像網眼般遍布胰臟，有90%以上的胰臟癌都生長在胰管細胞上。所以**說到「胰臟癌」的話，通常指的是「胰管癌」**。

胰臟癌的發生主因有糖尿病、慢性胰臟炎、肥胖、吸煙等等。這之中又以**吸煙為最「確實」的發生主因**。

日本每年超過3萬人以上死於胰臟癌。民國105年台灣十大癌症死因報告中，胰臟癌入列第8名，由於發現不易，生存率最低（五年總生存率不到7%）、致死率高達95%，為公認的「癌中之王」。

胰臟癌的罹癌率由60歲左右開始增加，**年紀愈大罹癌比例愈高**。胰臟癌至1980年代後半為止有增加趨勢，但1990年代開始便呈現停滯及緩慢增加趨勢。**罹癌數和死亡數幾乎相同**，這就表示診斷出胰臟癌後的存活率低，換句話說這也代表**早期發現和治癒的困難度**。

胰臟的構造

胰臟是一個位於胃部後方，長約20公分左右細長的器官。可分為「胰頭」、「胰體」、「胰尾」，胰頭被「十二指腸」所包圍，胰尾則連接著「脾臟」。「胰管」就像網眼般遍布穿透整個胰臟。

胰臟的運作

胰臟會產生幫助食物消化的「胰液」，並擔當調整血糖值時所必需的荷爾蒙、「胰島素」和「升糖素」的生產一職。胰液會經由胰管運送彙集到「主胰管」，並和「總膽管」匯合，一起流向「十二指腸乳頭」。

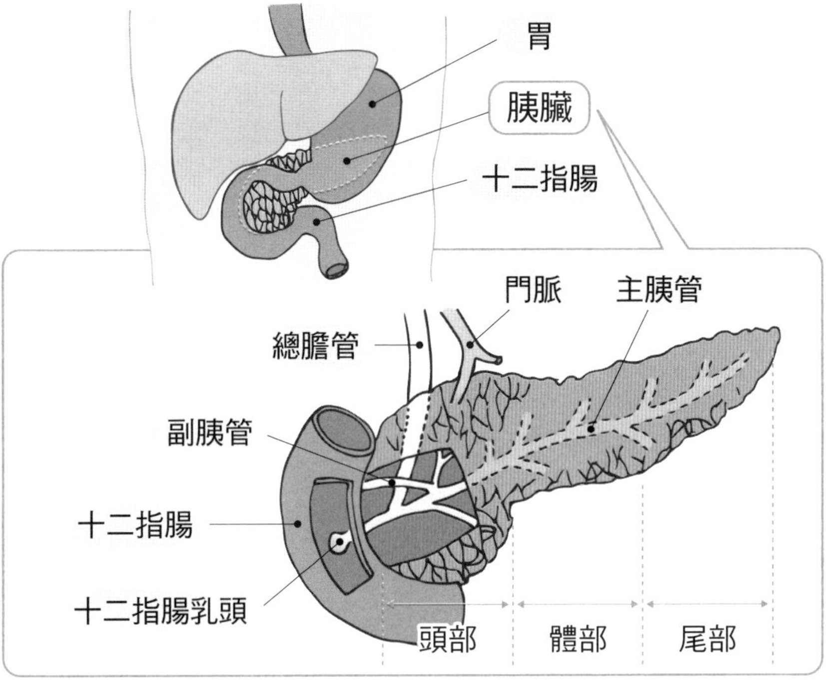

胰臟癌並無特有的初期症狀。最多胰臟癌患者會去看診的原因，是感到**胃部周邊或背部很沉重、感覺腸胃不適、沒有食欲**等等不明確的症狀，有時也會有**體重減輕**等症狀。但是，這些症狀即便不是胰臟癌也會常常發生，所以也很少人會因這些症狀而懷疑自己罹患胰臟癌。

其它和胰臟癌相關聯的症狀還有**「黃疸」。皮膚或眼白變黃、身體發癢、尿色變濃等等症狀，都是因黃疸造成的**。胰頭部長了癌細胞，排放膽汁的「膽管」阻塞住就會出現黃疸。但引起黃疸的原因並不只有胰臟癌，膽結石和肝炎等等有時也會引起黃疸。

另外罹患胰臟癌的話，**血糖控制會突然變差，有時也會引發糖尿病**。

胰臟位在身體深處，被胃和十二指腸、小腸、大腸等眾多器官所包圍之外，因為胰臟癌並無特有的初期症狀，即便罹患胰臟癌也無法像胃癌或大腸癌那樣可以早期發現，所以發現的時候常常都已經是發展了一段時間的狀態。今後，期待著能有早期發現胰臟癌的研究報告出現。

胰臟癌發生時可察覺的主要症狀

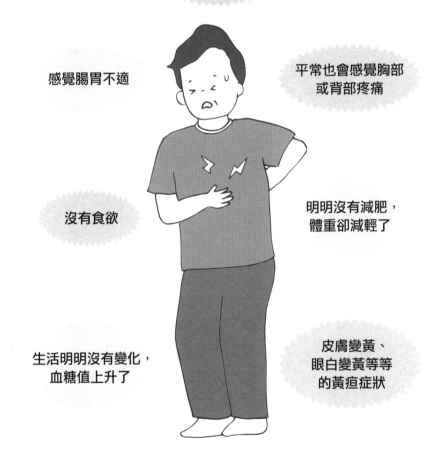

胃部周邊或
背部很沉重

感覺腸胃不適

平常也會感覺胸部
或背部疼痛

沒有食欲

明明沒有減肥，
體重卻減輕了

生活明明沒有變化，
血糖值上升了

皮膚變黃、
眼白變黃等等
的黃疸症狀

防癌小知識

4成的胰臟癌病患，發現時已進入第4期

胰臟被稱為「沉默的器官」。胰臟因為位處身體深處，即使罹癌也不太會產生症狀，利用圖像檢查也很難發覺。而且發生在胰臟的癌細胞，利用手術也很難完全切除。

根據國立癌症研究中心於2016年9月所發表的資料指出，被診斷為胰臟癌患者當中，有12%的患者被診斷為第0期~第1期，相對於此卻有43%的患者被診斷為第4期。也就是說被診斷為胰臟癌的情況下，有4成的患者有可能已經進行到第4期。

第4期就是移轉到其它器官的狀態。癌症階段只要愈提升，就愈難以手術完全治癒，而現今罹患胰臟癌5年後的存活率大約只有10%。

癌症最重要的是早期發現、早期治療，但胰臟癌卻是在檢查的時候難以發現的癌症。首先需注意容易罹患胰臟癌的生活習慣是很重要的，目前所知引發胰臟癌最確實主因就是「吸煙」。

咖啡和男性胰臟癌關係

我們知道「吸煙」確實會引發胰臟癌，但是研究發現咖啡有可能抑制癌症發生而受到眾人注目。

根據國立癌症研究中心的研究指出，以男女別來看咖啡攝取量和罹患胰臟癌之間的關係，女性雖不會因攝取量不同而有所差異，但男性的部分，比起幾乎不喝的族群，飲用頻率愈高的族群，罹患胰臟癌的機率有較低的傾向。

另一方面，於1980年代曾發表過咖啡會提高胰臟發病率的疾病研究資料。但是，在這之後的研究報告當中卻顯示「並未得到相同結果」。另外，也幾乎沒有以亞洲人團體為對象的研究報告。

我認為今後針對咖啡和癌症的關聯性研究也會繼續下去，但也有必要考慮研究方法、研究對象團體、生活習慣和基因性不同。

總有一天，必會解開咖啡抑制男性胰臟癌的關聯吧！

肝癌

肝癌大致上可分為發生於肝臟的「**原發性肝癌**」，以及由其它器官移轉來的「**移轉性肝癌**」。

原發性肝癌當中，有肝臟細胞癌化的「肝細胞癌」、擔任運送膽汁至十二指腸的膽管細胞癌化的「膽管細胞癌（肝內膽管癌）」、兒童的「肝母細胞瘤」、發生於成人的「肝細胞・膽管細胞混合癌」、「未分化癌」、「膽管囊腺癌」、「神經內分泌腫瘤」等許多種類，但日本原發性肝癌約有90％是肝細胞癌。因此**說到肝癌的話，通常指的是肝細胞癌。**

罹患肝癌的的主因就是**持續感染B型、C型肝炎病毒**。有報告指出只要感染這些肝炎病毒，B型肝炎約有10％、C型肝炎約有70％的比例會轉變為慢性肝炎。慢性肝炎當中，因為持續性的炎症將容易造成肝硬化或肝癌。而且，**吸煙、喝酒和肥胖**也會更加提高罹癌機率。

肝臟的位置和運作

成人的肝臟約有800克～1200克，而且是身體內最大的器官。吸收養分之後將其轉換成對身體必要的成分，並且將體內製造或體外吸進的有害物質進行解毒之後再排出體外。

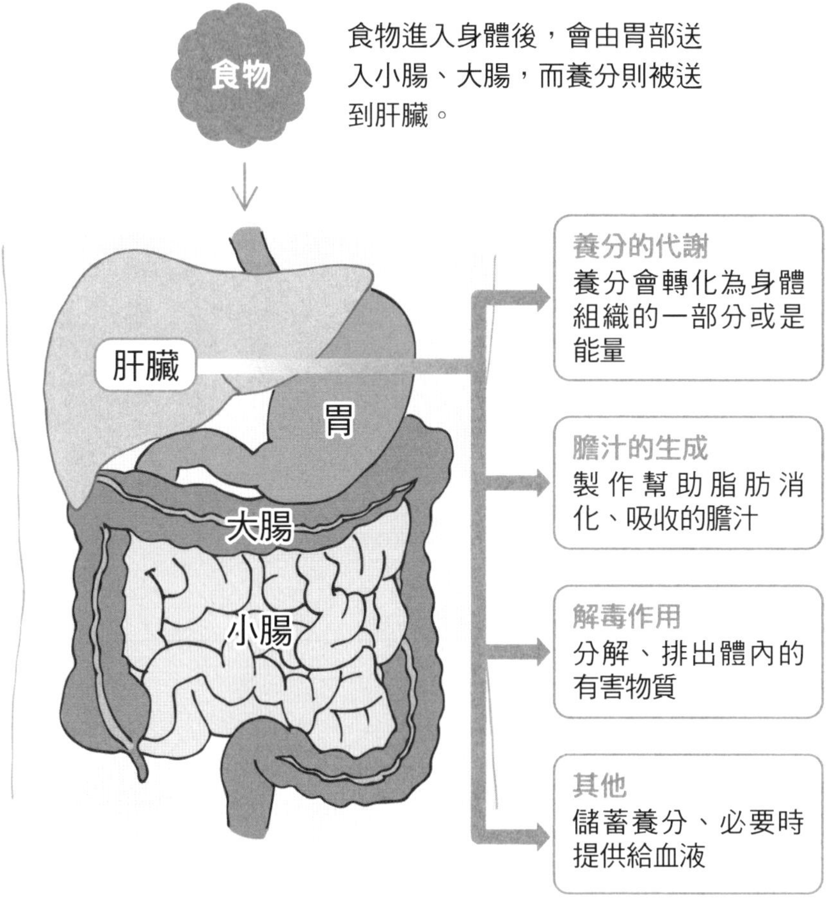
食物
食物進入身體後，會由胃部送入小腸、大腸，而養分則被送到肝臟。
肝臟
胃
大腸
小腸
養分的代謝
養分會轉化為身體組織的一部分或是能量
膽汁的生成
製作幫助脂肪消化、吸收的膽汁
解毒作用
分解、排出體內的有害物質
其他
儲蓄養分、必要時提供給血液

日本男性45歲、女性55歲左右罹癌率開始增加，到了70歲則呈現停滯狀態。以出生年別來看罹癌率和死亡率，特別是1935年以後出生的人比例較高，這個和肝癌主因的**C型肝炎病毒抗體陽性者的比例，1935年前後出生的人有較高關聯**。

依據衛福部死因統計，每年約1萬3千人死於慢性肝病、肝硬化及肝癌，慢性肝病及肝硬化為台灣主要死因的第9位，肝癌則為台灣主要癌症死因的第2位。

肝臟被稱做「沉默的器官」，罹患肝癌後幾乎沒有任何初期自覺症狀。**症狀持續惡化的話，就會感到腹部硬塊和壓迫感、疼痛、腹脹感**等等。腹部劇痛和血壓急速下降的時候，就要懷疑是癌細胞破裂。其它還有肝硬化所造成的症狀，例如**無力感、低燒、食欲不振、腹脹感、便祕或腹瀉等等的排便異常、黃疸、尿色變濃、貧血、水腫、小腿抽筋、皮下出血**等等。

肝癌的預防除了戒煙、適量飲酒、防止肥胖之外，最重要的是**確認有無感染肝炎病毒**。即使沒有特殊症狀，**一生都應該接受一次的肝炎病毒檢查**。肝炎病毒檢查可以在衛福部或醫療機關進行。建議定期接受血液和超音波檢查，**早期接受治療，就能降低肝硬化和肝癌的發病率**。

國民健康署提供B型及C型肝炎感染之篩檢補助，凡民國55年以後（含55年）出生且滿45歲，終身可接受一次B、C型肝炎篩檢（已做過者不再重複提供）。

肝癌發生時的主要症狀

- 腹部硬塊
- 腹部壓迫感和疼痛、腹脹感

肝硬化所帶來的症狀

- 食欲不振
- 無力感
- 低燒
- 腹脹感
- 便祕、腹瀉等等的排便異常
- 貧血
- 皮膚變黃、眼白變黃等黃疸症狀
- 尿色變濁
- 小腿抽筋
- 水腫
- 皮下出血 等等

如果感染了肝炎病毒，雖然平常生活當中，
肝炎病毒不會傳染給周遭其他人，
但還是希望能了解以下幾點。

- 可以利用疫苗來預防感染B型肝炎病毒
- 不要和他人共用容易沾有血液的刮鬍刀或牙刷
- 不要共用餐具或毛巾

感染肝炎病毒到肝癌發作

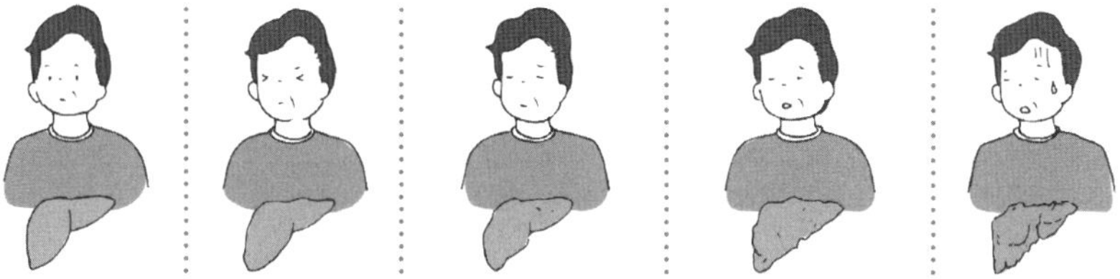

感染
由過去的醫療行為等遭到感染

急性肝炎
即使感染了有時也不會發病（帶原者）

慢性肝炎
病毒和免疫系統相互抗衡狀態，幾乎沒有自覺症狀

肝硬化
肝臟細胞反複被破壞，肝臟纖維化

肝癌
持續肝硬化並產生癌細胞

攝護腺癌

攝護腺在恥骨內側，形狀有如栗子。**攝護腺只有男性才有，所以罹患「攝護腺癌」的只有男性。**

攝護腺癌是攝護腺細胞失去正常分裂機能，並毫無秩序重複自我增生所造成的。癌化細胞會隨淋巴液和血液流動到其它器官，並在那邊增生（移轉）。攝護腺癌的移轉，大多情況是以附近的淋巴結和骨頭較多，但有時也會移轉到肺部或肝臟。

攝護線癌在日本男性當中，占了全部癌症的約14%，而且是高齡男性常見的癌症。調查因癌症之外原因死亡的高齡男性的攝護腺部份，有時也會發現其實也曾罹患了攝護腺癌。（慈惠大學醫院由2008年至2011年所進行的調查顯示50歲左右占了8%、60歲左右占了31%、70歲左右占了44%、81歲以上則占了59%）。也就是說，因攝護腺癌進展較為緩慢，有時也不會對生命造成直接影響。另外，即使攝護腺癌已經有了相當程度的進展，只要有適當的應對方式，有時也能持續進行一般日常生活。

攝護腺的位置和運作

攝護腺是一個只存在於男性，並製造一部份精液的器官。大小約核桃大，位在恥骨內側而被尿道包圍。

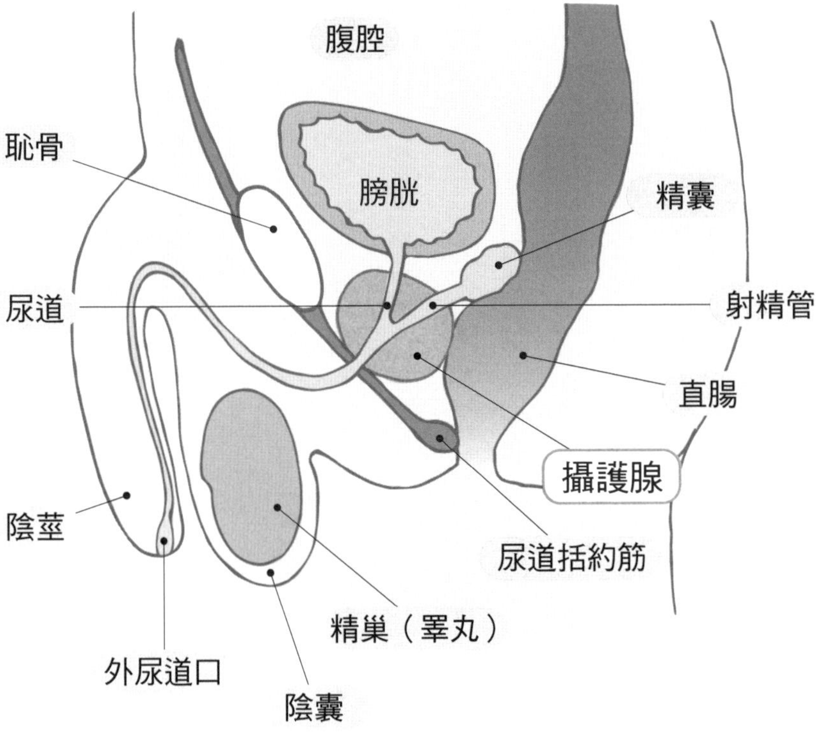

1975以後罹癌率雖有增加，但我們認為這是因為攝護腺癌的PSA檢查普及化和檢查精準度提升，所以才能輕鬆早期發現癌症的關係。

現今所知道攝護腺癌的罹癌主因有**高齡**、**人種（黑人）**、**血緣當中有攝護腺癌患者**。另外，肥胖（進行性攝護腺癌）和綜合表現成長期營養狀態等等的高個子，都有可能提升罹癌率。除此之外，攝取過多鈣和乳製品也有可能是罹癌的主因。

早期攝護腺癌當中並無特殊的症狀。但是，卻時而可見和**攝護腺癌同時發生的「攝護腺肥大症」的症狀。例如，排尿困難**、**有殘尿感**、**排尿時會痛**、**夜間容易頻尿**、**容易漏尿**等等。除了這些排尿症狀外，有時也會因為**血尿或癌症移轉至骨頭，造成腰痛和四肢疼痛**等等。

因腰痛接受骨頭檢查才發現攝護腺癌，或是剛開始發現已經移轉的肺癌，後來才發現攝護腺癌的例子也是常有的。但是**大多數高齡男性的攝護腺癌，都是危險性低的非浸潤性潛伏癌（無症狀，無法成為死因的癌症）**。

攝護腺肥大症相似症狀之比較

正常　　攝護腺肥大症　　攝護腺癌

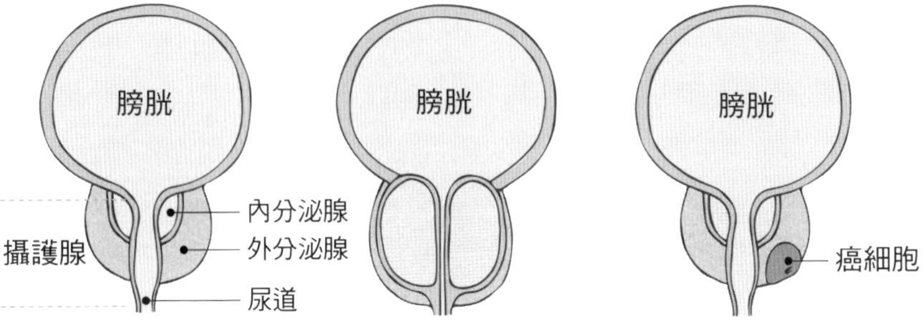

內分泌腺肥大

主要長在外分泌腺

攝護腺癌的症狀

癌症初期
無症狀

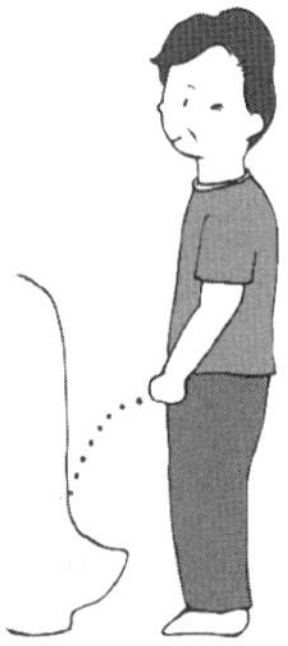

- 無癌症特有症狀

進展中
出現和攝護腺肥大症相同

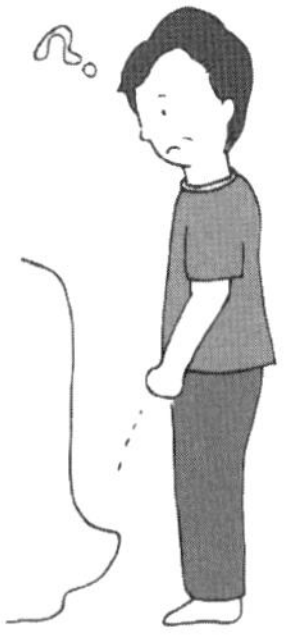

- 排尿困難
- 排尿時會痛
- 尿液或精液中滲雜血液

癌症移轉
隨著移轉至骨頭，出現腰痛、四肢疼痛

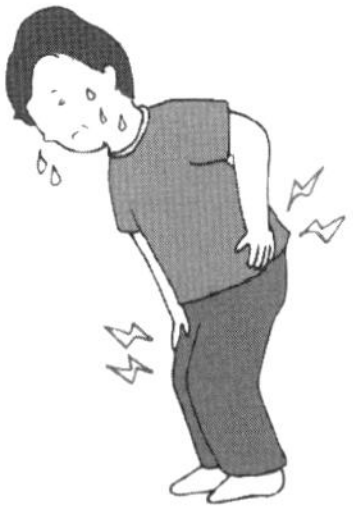

- 腰痛　● 四肢疼痛

容易移轉部位有骨頭、淋巴結等

乳癌

乳癌大多為可分為由乳管發生的「乳管癌」，以及由小葉發生的「小葉癌」。雖然也有其它特殊種類的乳癌，但種類並不多。乳管癌和小葉癌可利用**乳癌組織的病理檢查（顯微鏡檢查）**來進行區分。根據乳癌的種類和性質，進展速度和移轉容易度都會有很大的不同。

乳癌在硬塊被發現以前，有時也已經移轉到乳房周圍的淋巴結和骨頭、肺、胸膜、肝臟、腦等等部位。

乳癌罹癌主因是女性荷爾蒙「雌激素」於體內的濃度維持愈久，風險愈高。因此**初經年齡**、**妊娠和有無生產經驗**、**有無哺乳經驗**等等，都會對乳癌的發生造成影響。另外肥胖，特別是**停經後的肥胖（停經後會由脂肪細胞產生雌激素）**也是罹癌主因。其它還有吸煙、喝酒、高個子、運動不足等等因素。

乳房的構造

乳房是由製造乳汁（母乳）的「乳腺」、運送乳汁的「乳管」，以及支撐這些的「脂肪」等等所組成的。

乳腺是由乳管和多數的「小葉」所構成的。

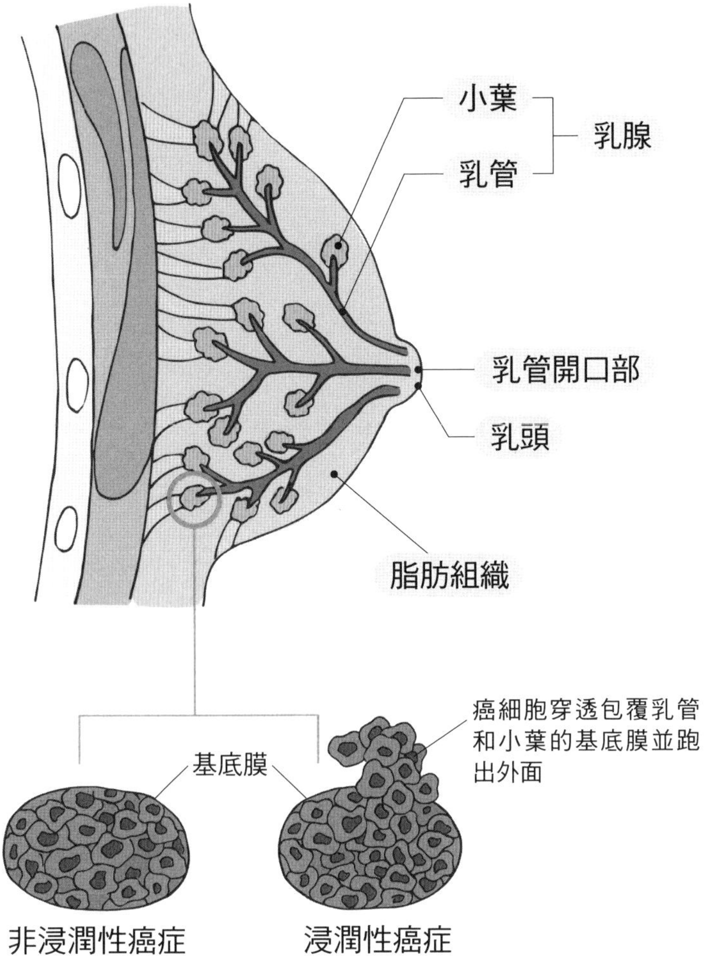

乳癌患者由30歲開始增加，特別是**40歲後半～50歲前半的女性罹癌率最高**。例如說一年當中，45歲～49歲的女性每3千人就有1人被診斷為胃癌，而乳癌則是每1千人就有1人罹癌，和胃癌相比約為3倍的罹癌率。

乳癌的自覺症狀就是癌症進展當中會發現**乳房有硬塊**。其它還有**乳房皮膚有凹陷皺褶、浮腫變化、乳頭和乳暈部分有溼疹和潰爛、乳頭會冒出滲血的分泌物**等等。

乳癌容易移轉至腋下、肋骨、鎖骨上方淋巴結。例如移轉到腋下的淋巴結並變大，有時就會**在腋下長出硬塊，造成手臂腫大，進而壓迫到手臂神經而使手臂麻痺**。

乳癌只要早期發現並接受合適治療的話，就可以順利治癒。

多數先進國家都推薦使用「乳房攝影術」來進行乳癌檢查，而結果顯示雖然美國和英國的乳癌患者都有增加，但死亡率卻是呈現減少趨勢。但是，也有人指出早期被診斷為乳癌的部份病患中，也可能不會引發浸潤、移轉等狀況。

進行自我檢查或到醫療機關進行乳房攝影術吧！

每月1次自我檢查確認、
2年1次至醫療機關接受乳房攝影術檢查吧

自我檢查方法

藉由持續自我檢查，就可以發現和平常不同的乳房變化。自我檢查最好是在生理期後4~5日、而停經後的人在每月規定的日子內，於洗澡前後進行最適當。

檢查1　在浴室觸診

泡澡或是淋浴的時候，雙手沾滿滑順沐浴乳的泡泡或乳液。五指併攏並且像是寫出一個 10 元硬幣大小的「の」字，由腋下開始往乳頭仔細確認。確認有無腫塊或是硬塊。左乳房使用右手、右乳房則使用左手。

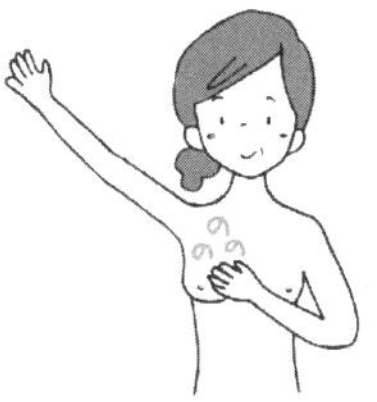

檢查2　擠捏

擠捏乳房和乳頭，檢查有無分泌物流出

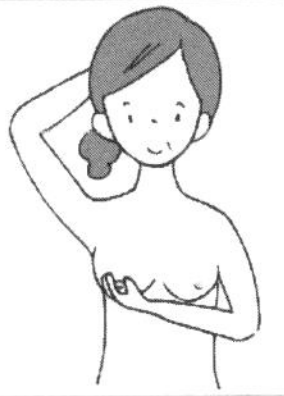

檢查3　仔細觀察

在鏡子前面高舉雙手或將雙手插腰。確認有無皺褶、凹陷、乳暈的變化、乳頭凹陷、溼疹。

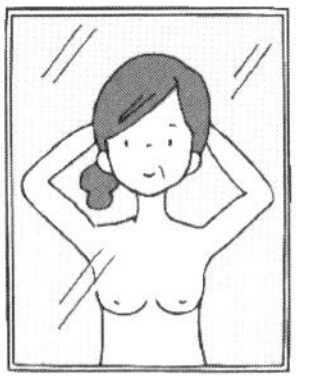

檢查4　仰躺觸診

仰躺進行觸診。進行確認的單邊乳房下方墊枕頭或毛巾，和檢查1的方法相同來進行觸診，確認有無腫塊或是硬塊。

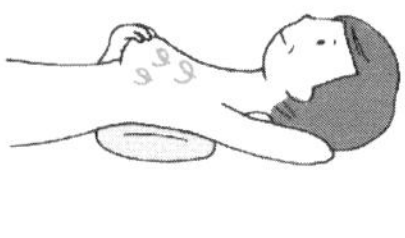

子宮癌

婦產科常見「子宮癌」可分為「子宮頸癌」和「子宮體癌」。子宮頸癌是發生在子宮入口的子宮頸部份。子宮體癌也被稱做子宮內膜癌，發生於培育胎兒的子宮體當中的子宮內膜。即使同為子宮的癌症，子宮頸癌和子宮體癌在發生原因和治療方法、治療經過和治療後的預測等等，因為有多處不同，所以最重要的是要正確理解這二種癌症的差異。

子宮頸癌的罹癌主因可以說是受到「**人類乳突病毒（HPV）**」的影響最大。HPV是因為性交而感染病毒，90％以上子宮頸癌患者都可以檢出HPV（參考１０８頁）。另外**吸煙也「確實」會提高子宮頸癌發病率**。

子宮體癌的罹癌主因可分為因女性荷爾蒙「雌激素」而增生的型態、和這毫無相關自然發生的型態、另外還有停經年齡較晚、無生產經驗、肥胖、雌激素分泌性腫瘤等等。另一方面，**運動和咖啡「幾乎確定」可以預防癌症**。

子宮的構造

子宮是只有女性才有的器官，妊娠時在這裡面培育胎兒。接近球形並培育胎兒的部分稱之為「子宮體」、下方延續細長的部分則為「子宮頸」，而前方連接至「陰道」。

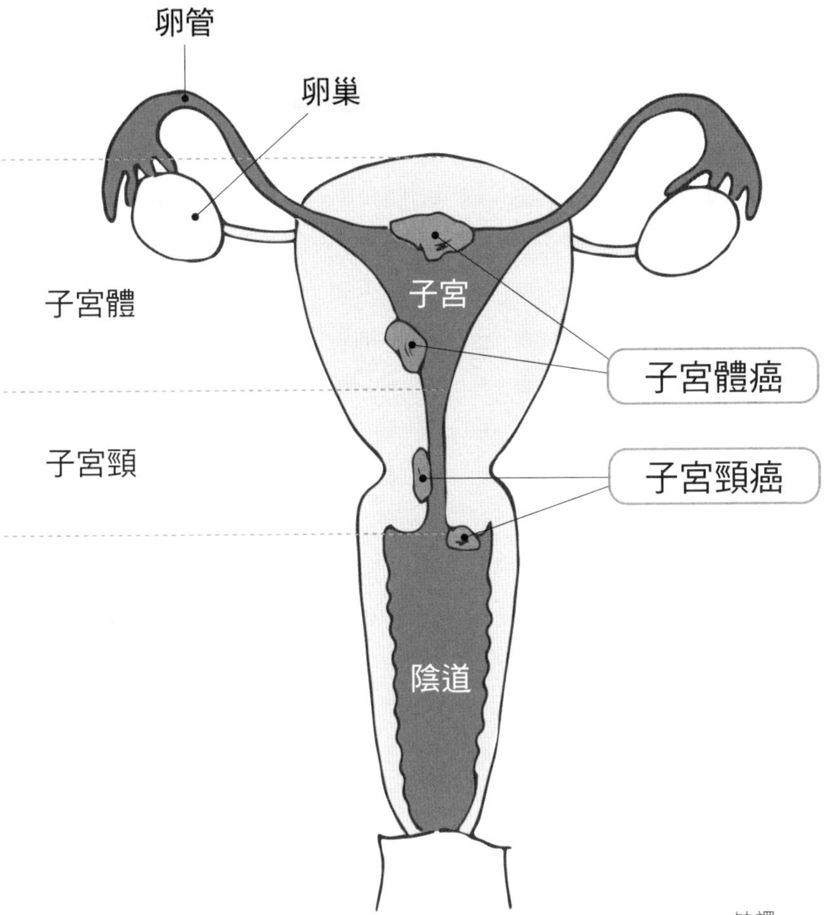

缺譯

子宮頸癌的罹癌率由20歲後半開始至40歲前後達到高峰，之後就呈現停滯狀態。近年在年輕族群當中罹癌率和死亡率相對增加。子宮體癌由40歲開始增加，於停經前後的50～60歲左右達到最高峰。

一般來說，初期的子宮頸癌是完全沒有症狀的。但是，如果有和**月經無關係的出血**、**性交時的出血**、**和平常不一樣的惡露增加**、**大量經血**、**月經期間延長**等等的症狀發生，不要猶豫盡早接受檢查以利早期發現。

雖然子宮頸癌看起來和子宮體癌有很相似的症狀，但最明顯的還是**出血症狀**。特別是**停經後少量但長時間出血**的時候，有必要盡早接受檢查。其它的症狀有時也會出現**排尿時伴隨疼痛和排尿困難**、**性交疼痛**、**骨盤附近疼痛**等等。

子宮頸癌的檢查當中，可以透過細胞檢驗找出罹癌前的異常細胞（異樣性）。也就是說**透過檢查可以在極初期的階段就能夠發現**。子宮頸癌只要早期發現，就可以得到相當有效果的治療。超過20歲的話，應該每二年就接受一次子宮頸癌檢查。另外，所謂「子宮癌檢查」，通常指的是子宮頸癌檢查。

子宮癌的檢查方法

細胞檢驗

使用棉棒由子宮體和子宮頸表面採取細胞，並利用顯微鏡進行調查的檢查方法。

關於細胞檢驗的有效性，在子宮頸癌當中有著十分明確效果，但子宮體癌當中利用細胞檢驗是否可以減少死亡數，目前效果還不得而知。

約有90%的患者是因為性器官不正常的出血，才發現罹患子宮體癌。少量出血會在內褲上留有痕跡，只要下腹部有出現疼痛等症狀，不要猶豫請盡快就醫。

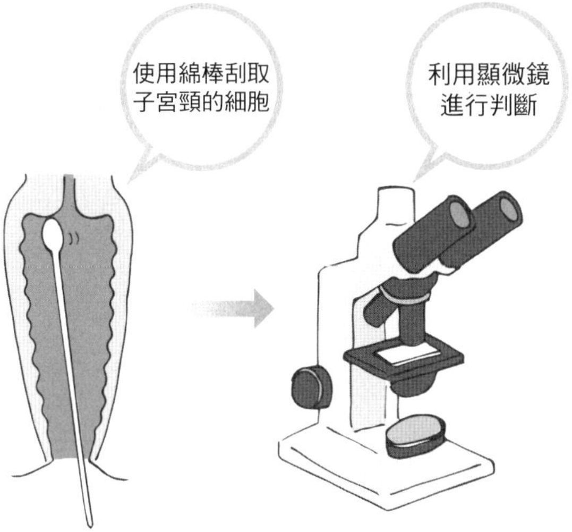
使用綿棒刮取
子宮頸的細胞
利用顯微鏡
進行判斷

台灣8縣市可免費接種子宮頸癌疫苗

地方政府	補助對象
新北市	國一女生
桃園市	國一～國三，高一～高三女生
台中市	國一女生
新竹縣/市	國一～國三女生
嘉義縣/市	國一～國三女生
金門縣	16～26歲女性

吸煙會引起基因突變

吸煙確實會提高癌症發病率，而其原因在於香煙的化學物質會引發基因突變，並讓細胞癌症化。

根據2016年所發表的研究，國立癌症研究中心和理化學研究所等日美英韓聯合團隊，以各式各樣器官的癌症患者共5243人為對象，解析吸煙者和非吸煙者的基因是否有差異。結果顯示肺癌、咽喉癌、口腔癌、膀胱癌、肝癌、腎臟癌部份，大多是吸煙者的基因突變。肺癌的部份，假設一年（一天一包）的吸煙習慣，預估平均會發生150個基因突變。一般來說，就算基因發生突變，也會自然修復，但因許多理由造成修復不及造成細胞癌症化，而癌化細胞就難以引發細胞凋亡現象。吸煙所造成的基因突變，是由於香煙所含的化學物質，讓吸煙量大且長期吸煙的人愈容易引發突變。此一研究結果也顯示在癌症預防上，所以「戒煙」是非常重要的。

第5章

為了能正確接受癌症檢查，必須先了解的事

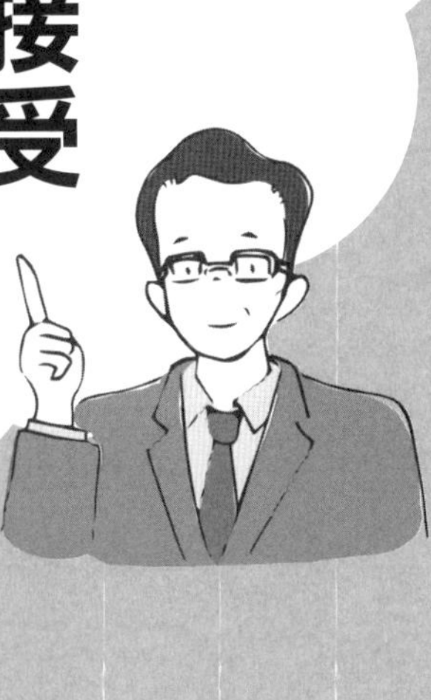

癌症檢查目的就是希望能早期發現、早期治療並守護您的生命，了解正確知識並接受檢查吧。

癌症檢查即使出現「陽性」反應，大多也不會有問題

到前章為止都是介紹藉由改善生活習慣來預防癌症，接下來希望大家注意的是「**癌症檢查**」。現在，雖然國人死因排行第1名的是「癌症」，但**癌症檢查就是藉由早期發現癌症，並確實能降低死亡率的方法**。

但癌症檢查結果若呈現「陽性」的話，是否有人會猶豫是否該接受檢查呢？那麼，癌症檢查當中呈現陽性反應並接受精密檢查的話，其中又到底有多少的人實際上是真的罹患癌症呢？

根據國立癌症研究中心，近年胃癌檢查中所使用胃部X光檢查的**「準確度」（將腫瘤部位正確判讀為癌症的精準度）大約在70%～80%左右，「陽性反應罹癌率」（判斷需要進行精密檢查的時候，實際上真的罹癌機率）為0.7%～2.0%左右**。

1996年～2002年為止大阪癌症預防檢查中心的調查顯示，接受胃癌檢查的43萬人當中，呈現陽性反應約有4萬人，其中確診罹癌的有782人。也就是說，**即使沒有罹患胃癌也約有10%機率在檢查時會呈現陽性反應，呈現陽性反應的人當中，實際罹患胃癌的機率約只有1.95%**。所以接受癌症檢查而結果如呈現陽性，也不需要過度悲觀，再試著接受更精密的檢查吧！

即使沒有罹患胃癌，也有10%機率檢查後會呈現陽性反應

胃癌檢查的靈敏度和特異度

	罹患癌症	沒有癌症	合計
呈現陽性	**782**	**39,953**	**40,735**
呈現陰性	**57**	**391,107**	**391,164**
合計	**839**	**431,060**	**431,899**

感度
782÷839
93.2%

特異度
391,107÷431,060
90.7%

感度 把腫瘤部位正確判讀為癌症的精準度

特異度 把非腫瘤部位正確判讀為非癌症的精準度

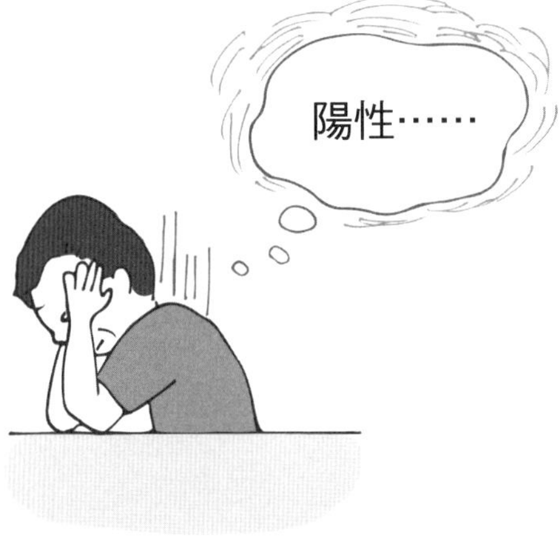

另一方面，沒有罹患癌症的人，也就是實際上是「陰性」反應的約有91%，我們將此稱之為**「特異度」**。也就是說**即便沒有罹患胃癌，也會有約9%機率檢查呈現陽性**。

特異度就是健康的人不會出現陽性反應的指標，盡可能接近100%是較為理想的，但如果這樣的話可能會引起靈敏度降低的問題。雖然希望靈敏度和特異度都是100%的檢查，但實際上並沒有這種檢查，必須知道這也是有一定程度的限制。

癌症檢查的目的並非盡可能發現很多癌症，而是在無症狀的時候早期發現「可能罹患癌症」一事，如果確定是癌症的話，藉由早期接受適當治療，就可以避免癌症發作所造成的死亡。另外，藉由**早期治療也可以避免降低生活品質（QOL）、減少治療費用的支出**等等，有數不清的好處。

癌症檢查流程

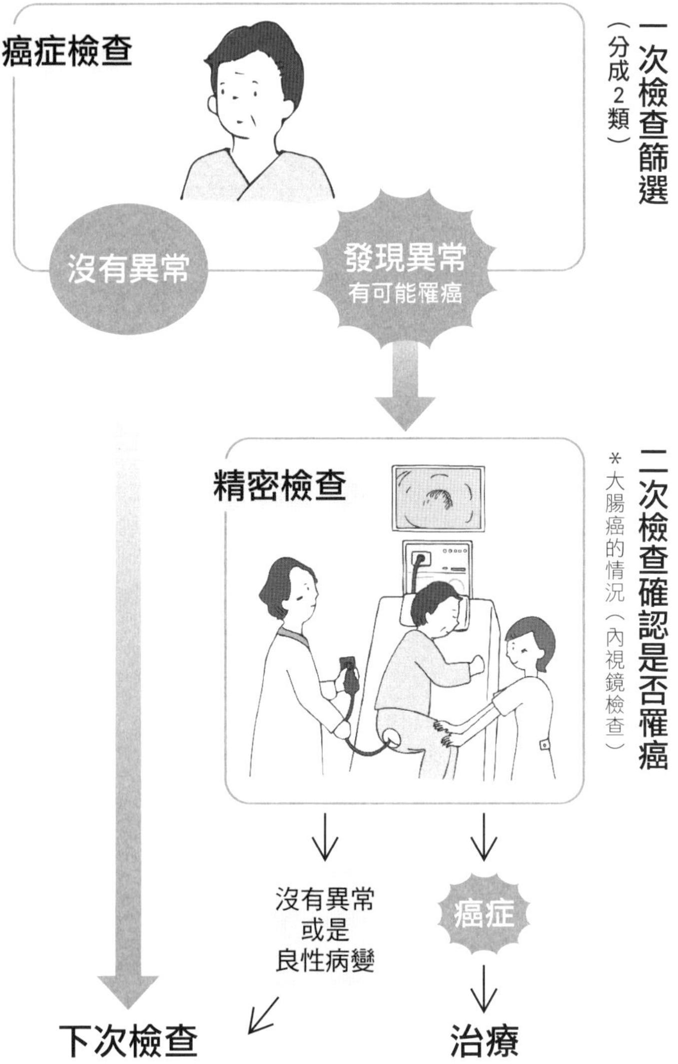
癌症檢查
一次檢查篩選
（分成2類）
沒有異常
發現異常
有可能罹癌
精密檢查
二次檢查確認是否罹癌
＊大腸癌的情況（內視鏡檢查）
沒有異常
或是
良性病變
癌症
下次檢查
治療

然而，雖然常常有搞錯的情況，但**「檢查」和「健檢」是完全不同的東西。檢查的目的是「找出特定疾病，並盡可能早期治療」**。特定疾病指的是癌症或糖尿病等等。另一方面**健檢的目的是「確認身體健康、確認（診斷）並無特別問題而可以過著正常生活」**。在學校所實施的健檢和就職時的健檢都屬於此項。

癌症檢查是為了發現陽性反應（懷疑罹患癌症）並要求你接受精密檢查的項目。雖然也可以一開始就做精密檢查，但這樣的話，以大多數人為檢查對象將會花費大量時間和金錢成本，對身體也會是個很大的負荷。所以一般流程來說，首先會篩選出陽性反應（懷疑罹患癌症），之後必要的話再進行精密檢查。

順帶一提因**自己希望接受精密檢查將需自付全額費用，但在日本癌症檢查後呈現陽性反應，再接受精密檢查的話則適用健康保險，只需負擔3成左右費用。**

在下一個項目當中，將向您介紹利用科學方法證明，接受癌症檢查可以降低死亡率的癌症檢查事例，請務必參考。

「篩選檢查」和「精密檢查」的不同

篩選檢查

症狀尚未出現的階段，調查是否罹癌的可能性。因為大多數人會使用，所以採用簡易檢查方式。

無自覺症狀

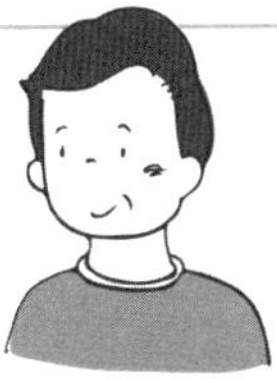

發現異常

精密檢查

自己感覺到身體異常，在檢查時懷疑已經罹癌的情況，為確定是否生病所進行的檢查。有時也需配合更多檢查。

感覺異常或是有自覺病狀

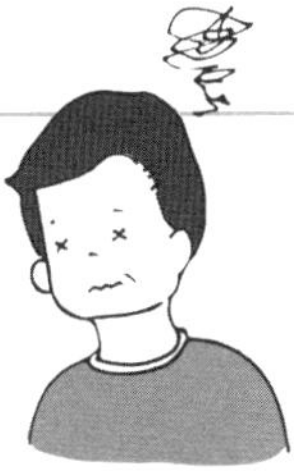

確定生病

治療

確定生病，開始治療。

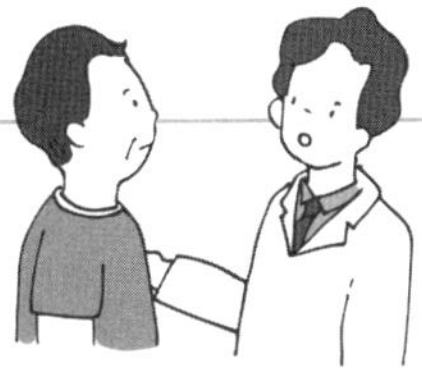

即便篩選檢查呈現陰性，也還是有罹癌的可能性，所以如果在意的話，也可以進行精密檢查。

檢查事例

	篩選檢查	精密檢查
大腸癌	糞便潛血檢查	大腸造影檢查 大腸內視鏡檢查
乳癌	乳房攝影術	乳房攝影術 超音波檢查 細胞檢驗・組織檢驗

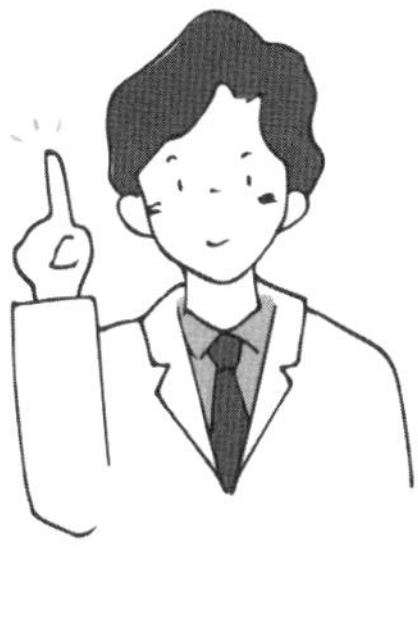

利用癌症檢查能降低哪些癌症的死亡率？

雖說是癌症檢查，但也是有許多種類。事實上，也是有分有效和無效的區別。癌症檢查的效果無法只單靠發現率的高低來進行判斷。因為發現率會依研究對象的特徵而有很大的變化。例如進行相同的癌症檢查，65歲以上高齡較多的團體，發現率就會較高；30幾歲～40幾歲中年齡層的發現率則較低。因此**比起發現率的高低，利用檢查是否能降低死亡率**，就成為評估癌症檢查的重要指標。

評估癌症檢查效果最令人信賴的研究方法有「**隨機對照試驗**」（參考左頁圖示）。

近年除了能利用這種科學性方法來評估癌症檢查效果外，了解到「有效」之後再做為公共政策來實施，也成為了國際標準。即使在日本也會利用癌症檢查來判定，**並利用科學性證據來確認降低癌症死亡率的癌症檢查，在現今階段有胃癌、子宮頸癌、乳癌、肺癌、大腸癌檢查等五項**。

認定有效的5種癌症檢查

日本厚生勞働省所制定的檢查內容

（台灣免費癌症檢查內容，請參考第189頁）

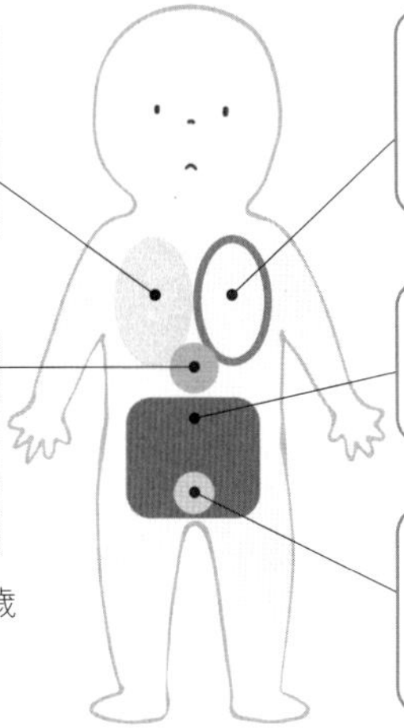

乳癌檢查
問診及乳房X光檢查
(乳房攝影術)
*不推薦視診、觸診
對象 40歲以上女生（2年1次）

胃癌檢查
問診、胃部X光檢查或是胃內視鏡檢查的其中1項
對象 50歲以上男女（每年2次）

※現在，胃部X光檢查對於40歲以上的人，1年只需1次即可

肺癌檢查
問診、胸部X光檢查及痰液細胞檢查
對象 40歲以上男女（每年1次）

大腸癌檢查
問診及糞便潛血檢查
對象 40歲以上男女（每年1次）

子宮頸癌檢查
問診、視診、子宮頸的細胞檢驗及內診
對象 20歲以上女性（2年1次）

依據厚生勞働省「癌症預防重點健康教育及實行癌症檢查指標(平成28年一部份修訂)」製圖

何謂隨機對照試驗

(Randomized Controlled Trial : RCT)

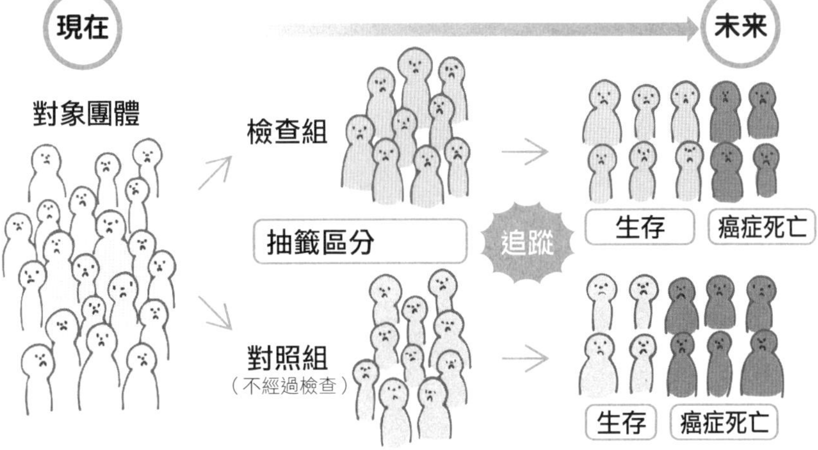

依據「國立癌症研究中心資訊服務」網站製圖

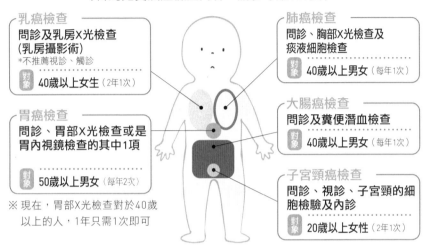

癌症檢查也會有延誤治療的壞處

癌症檢查的好處就是趁著還沒有症狀時早期發現癌症，並藉由早期治療避免癌症發作而死亡。癌症檢查基本上是以沒有癌症症狀，且身體健康的人為對象，所以能夠在容易治療的階段發現初期癌症。特別是子宮頸癌和大腸癌的檢查當中，有時可以在變為癌症前的「癌前病變」狀態時發現，並藉由治療這些狀態，進而可以防止轉變為癌症。也就是說，子宮頸癌和大腸癌可以藉由接受檢查來預防癌症。然後如果利用檢查而沒發現癌症的時候，也可以得到「沒有罹患癌症」的安心感。

癌症檢查有許多的好處，但另一方面也有壞處。癌症檢查是以發現我們身體當中的癌細胞為目的，但**根據癌症種類和大小、形狀、發生位置和檢查精準度，有時候也會無法發現**。也就是說無法避免某種程度的「誤判**（偽陰性）**」。像這種情形就會產生因為癌症檢查呈現陰性而放心下來，或是儘管有症狀出現卻延誤治療等等的壞處。

癌症愈早發現，存活率愈高

● 臨床進行罹癌5年的相對存活率統計

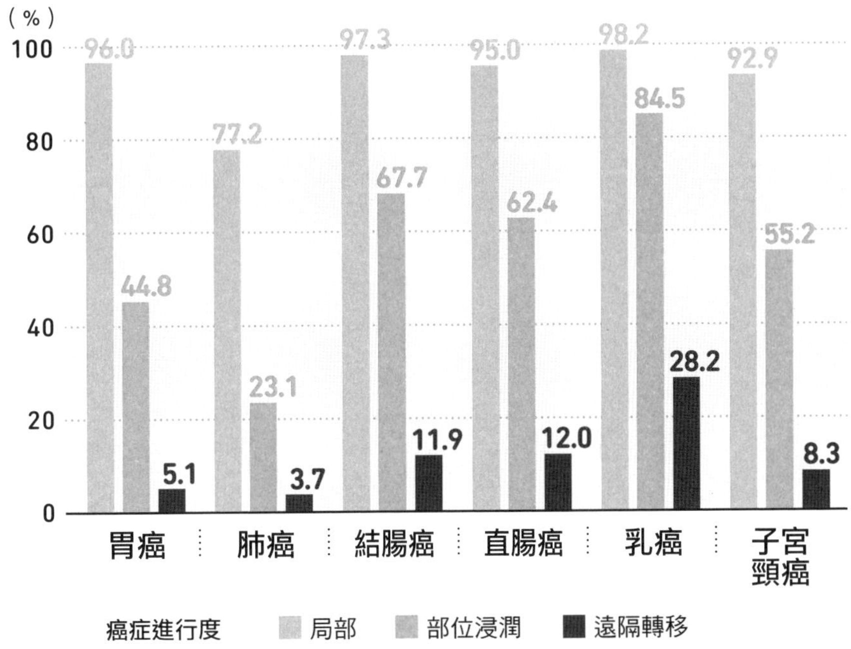

局部	癌症只停留在發病器官
部位浸潤	移轉到發病器官所屬淋巴結、直接浸潤到鄰近器官
遠隔轉移	移轉、浸潤到其它器官或淋巴結

另外，雖然癌症檢查當中呈現陽性（懷疑罹癌）反應而接受了精密檢查，但有時也無法發現癌症。這個就稱之為檢查的「**偽陽性**」。如果是偽陽性的情況，就結果而言就是接受了沒有必要的精密檢查。但是，要判斷有無癌症本來就是在接受精密檢查之後才能知道，所以為了能早期發現、早期治療，某種程度上可以說是無可奈何的事。

另外也有檢查的「**併發症**」問題產生。例如在進行胃部內視鏡檢查時，發生胃出血和胃穿孔（胃壁破了洞）的問題，這就是所謂的併發症。雖然是極少數例子，但有時也會因併發症而死亡。在某項專門學會的報告當中，胃部檢查約1萬件中有1件（0・01%）、大腸檢查約1十5百件當中有1件（0・07%）的機率會引起併發症。

另外，接受X光檢查和CT檢查之外，也不排除因輻射暴露而引發癌症，或是受到遺傳性影響的可能性。**雖然是相當低的機率，但最好能先了解也會有引起併發症的可能性。**

癌症檢查的好處

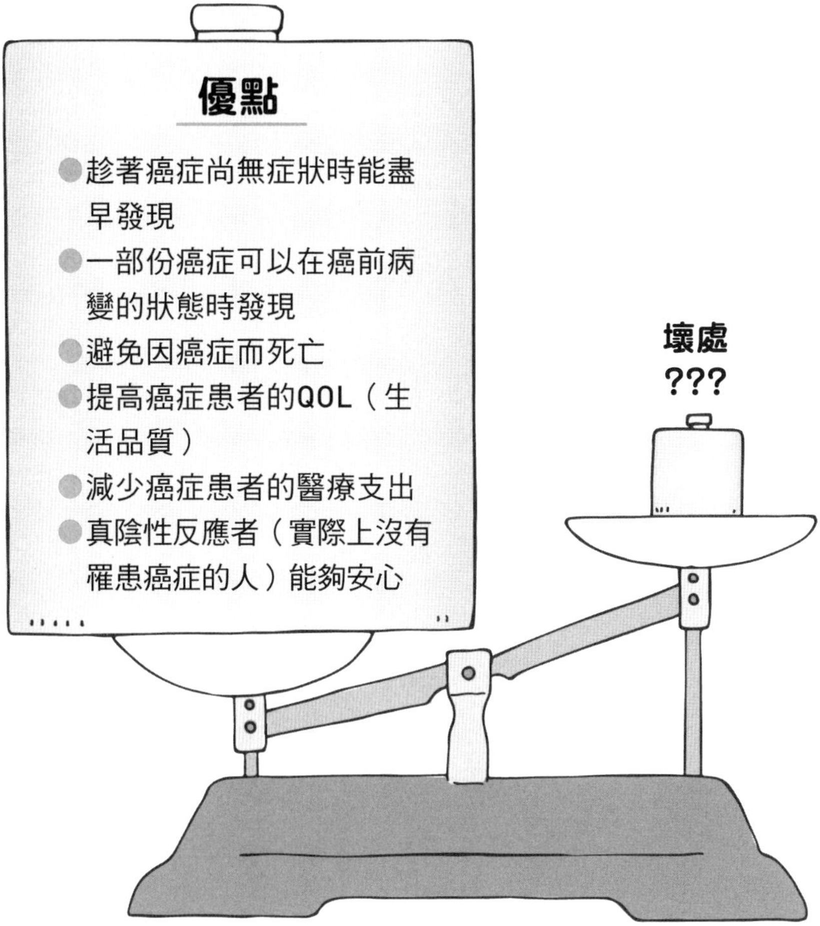
優點
趁著癌症尚無症狀時能盡早發現
一部份癌症可以在癌前病變的狀態時發現
避免因癌症而死亡
提高癌症患者的QOL（生活品質）
減少癌症患者的醫療支出
真陰性反應者（實際上沒有罹患癌症的人）能夠安心
壞處
???

「心理性壓力」也可以說是接受癌症檢查時的壞處。我們若處在和平常不同的狀況時，或多或少都會引起心理不安。在一次的檢查當中只要知道「沒有異常」的話，心理負擔就會減輕，但如果是「有可能罹癌」的情況，就必須接受精密檢查。在等候精密檢查前的期間、進行精密檢查的期間、等候精密檢查結果前的期間，都會對心理造成很大的負擔。

然後最大的壞處就是**「過度診斷」**。癌症檢查當中，原本有時就會發現不危及生命的極小癌症，或是難以成為癌症末期的癌症。現階段仍無法區別這種癌症和普通癌症，所以如果優先早期治療的話，有時也不得不針對這種癌症進行過度治療。

而且，癌症檢查也不是一輩子都推薦去做的事。要說為何的話，**衡量到上了年紀和剩餘壽命之間的情況，就會覺得不符合效益**。另外，年紀愈大，也就愈容易引起檢查和精密檢查的不利。

癌症檢查需要綜合考量好處和壞處，並想清楚對自己而言是否真的需要之後，再去接受檢查。

癌症檢查的壞處

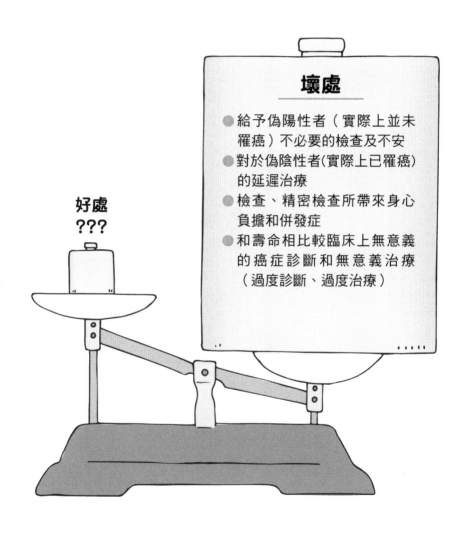

壞處
●給予偽陽性者（實際上並未罹癌）不必要的檢查及不安
●對於偽陰性者(實際上已罹癌)的延遲治療
●檢查、精密檢查所帶來身心負擔和併發症
●和壽命相比較臨床上無意義的癌症診斷和無意義治療（過度診斷、過度治療）
好處
???

乳房攝影（乳癌檢查）的優點、缺點

「乳房攝影」就是在乳癌檢查當中，只針對乳房所使用的X光檢查。

這項檢查的好處是可以發現醫師觸診當中難以發現的**小小硬塊**，其中對於發現**極小且鈣化的乳癌**效果卓越，靈敏度可達到80%～90%。在這項檢查，也可以診斷出除了癌症以外的良性乳房疾病等等。

那麼，說到乳房攝影的壞處，最先想到的是**檢查時的負擔**。乳房攝影的檢查方法是在檢查的時候，利用塑膠板上下緊壓乳房，並盡可能呈現平坦狀態後進行攝影，所以多少會伴隨著疼痛。而疼痛雖因人而異，但女性當中也是有人認為「乳房攝影＝非常痛」。另外，雖然只有少許，但**X光所造成的輻射曝露風險**還是有的。一次的乳房攝影所受到的輻射曝露量平均為1.5毫格雷，國際原子能總署所制定輻射量向下修正3毫格雷，但還是想盡可能的降低乳房攝影的輻射曝露量。

何謂乳房攝影檢查？

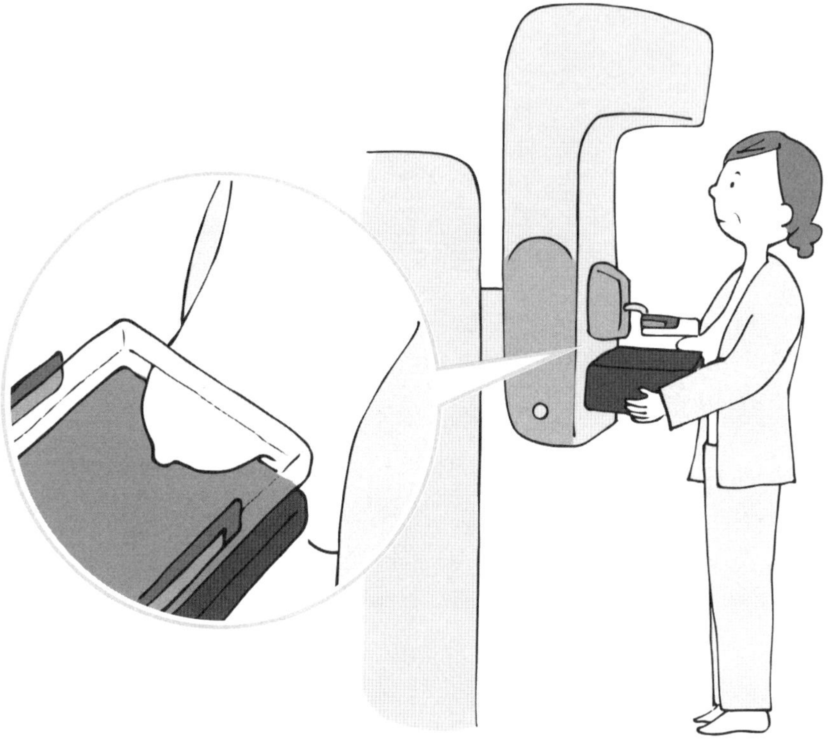

乳房攝影檢查

利用塑膠板上下緊壓乳房並進行X光攝影的檢查。雖然有時會伴隨疼痛，但對40歲以上的人是十分有效的檢查。20幾歲的人，或因妊娠等等造成胸漲的人不適合做這項檢查。建議40歲以上的女性應定期（每2年1次）接受檢查，國民健康局提供40～44歲二等親內罹患乳癌，及45～69歲婦女兩年一次乳房攝影篩檢。

另外乳房攝影也可說是產生很多**「偽陽性」（疑似罹癌）的檢查**。根據美國某項研究顯示，連續10年針對1千名50歲女性進行乳癌檢查的群組當中，有200～500名接受偽陽性（疑似）的檢查。這之中的50～200人接受活體組織切片（活檢），估算只有5～15人被診斷為乳癌。然後這之中藉由檢查而可能避免乳癌發病死亡的人數估算有1人。雖然只有1人，但最重要的是可以避免死亡，所以本來沒有檢查必要的許多人，開始要求進行針刺**採取組織的穿刺活檢**。有時候也會發現到不會危及生命的癌症，估算有2～10人會出現**就算不進行檢查，到自然死亡為止，癌症症狀也不會出現對身體帶來影響的過度診斷**。

而最近在2014年5月，瑞士的醫療委員建議廢止利用乳房攝影術進行乳癌檢查。理由是近年來乳癌的治療效果向上提升，所以國際上皆可見到利用乳房攝影來早期發現的好處已經不存在的評語。但是在**日本和台灣現今仍判斷好處多於壞處，所以仍推薦使用乳房攝影來檢查乳癌。**

乳癌檢查當中的「超音波（echo）檢查」

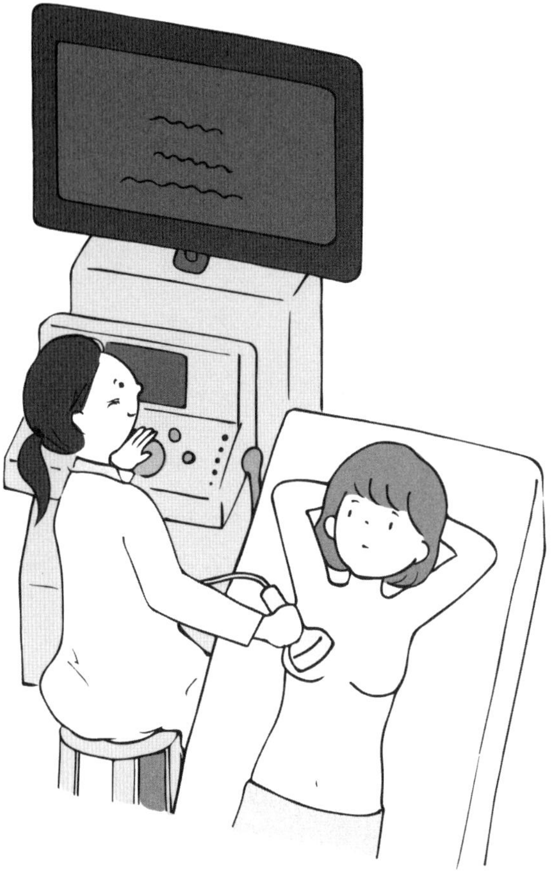

超音波（echo）檢查

身體仰躺，利用超音波機器接觸乳房，緩慢移動並進行圖像確認檢查。不會有疼痛，此檢查適用於孕婦、乳腺密度較高而胸漲的人等等。

攝護腺癌檢查的優點、缺點

攝護腺癌檢查是利用名為「PSA檢查」的抽血，所進行調查腫瘤標記的血液檢查。這項檢查的好處是檢查費用低廉，對受檢者的負擔較少且較為安全。

因使用PSA檢查而發現攝護腺癌症的例子愈來愈多。而其結果就是罹癌率雖然上升，但幾乎看不太到預期的死亡率變化。**也就是說，攝護腺癌症檢查是否可降低攝護腺癌死亡率，或者是說就算可降低但幅度也不大**。

PSA檢查呈現陽性時的壞處，舉例來說有為了確診所以需進行**「攝護腺穿刺活檢」（採取攝護腺的一部份）**，活檢的疼痛和對身體的負擔、心理的負擔等等。

而且，攝護腺是位處身體深處的器官，所以有時候穿刺活檢會採不到。**另外也會憂心穿刺活檢帶來的感染病和性功能不全、排尿障礙等等，或是檢查所引起的併發症風險。**

根據美國政府對於PSA的檢查所發表的估算，10年內1千名55歲～69歲男性，每1年～4年接受PSA檢查的情況，呈現偽陽性的1百人～2百人抱著不安的心繼續接受穿刺活檢（根據情況不同穿刺活檢會帶來感染、疼痛、出血），其中110人被診斷出罹癌。然後，接受攝護腺癌症治療當中至少50人擔心發生治療併發症（感染、性功能不全、排尿、排便障礙等等），儘管如此能夠避免死亡的人不超過0人～1人，即使是接受檢查的團體，預估也會有4～5人死亡。

另一方面，不接受PSA檢查的1千人團體當中，因攝護腺癌症死亡人數估計有5人。也就是說，和有無接受檢查無關，攝護腺癌症的死亡率幾乎不變。

但是PSA檢查當中，1千名的檢查裡可以避免0人～1人的死亡，相對於這項優點，卻引起近1百人的過度診斷，並且還會帶給約半數人的治療併發症，會有如此嚴重的缺點。因此在美國，PSA檢查只作為檢查但不推薦實行。

攝護腺癌是一種**男性上了年紀，就很有可能會罹患的癌症，而且就算罹癌並繼續發展，引起死亡可能性也是極低的癌症**（5年內存活率約95%）。

在台灣，攝護腺癌平均確診年齡為73歲，攝護腺癌的發生與家族史、人種、西式飲食等有關。有家族史者，其罹患攝護腺癌的機會是一般人的4～8倍。

攝護腺癌早期沒有症狀；有1／4 發現時已是晚期，其中約有9成的患者會轉移到骨頭。

我們要如何去預防攝護腺癌症的發生？攝護腺癌症是男性特有的疾病，目前發現幾個因素可能會導致攝護腺癌症的發生：

1. **致癌物質的接觸：**包括抽菸，這已經被證明跟很多癌症有關，不單是肺癌，甚是跟男性的攝護腺癌也有很大的關係。

2. **愛吃西式、高油脂的飲食：**這也是造成男性攝護腺癌症發生的原因。

所以要適度的運動，保持良好的生活習慣，這樣對攝護腺癌症的預防會有一定的效果。

在美國有報告指出，攝護腺癌所帶來終生死亡和移轉風險大約4％，相對於此因攝護腺癌以外原因而死亡的60歲以上男性，進行解剖（驗屍）後發現有30％～70％的人罹患攝護腺癌。

日本男性在75歲前罹患攝護腺癌的機率是2.9％，死亡機率為0.3％。而報告也指出解剖50歲以上男性時發現50多歲有8％、60多歲有31％、70多歲有44％、80歲以上有59％的人罹患攝護腺癌。也就是說推測**潛在的攝護腺癌幾乎不是死亡原因**。

考量到攝護腺癌的缺點和攝護腺癌所造成的死亡和移轉風險，我認為攝護腺癌絕對不是一種需要按照檢查到治療流程的癌症。

攝護腺檢查（PSA）的缺點

過度診斷

死亡率無明顯改變

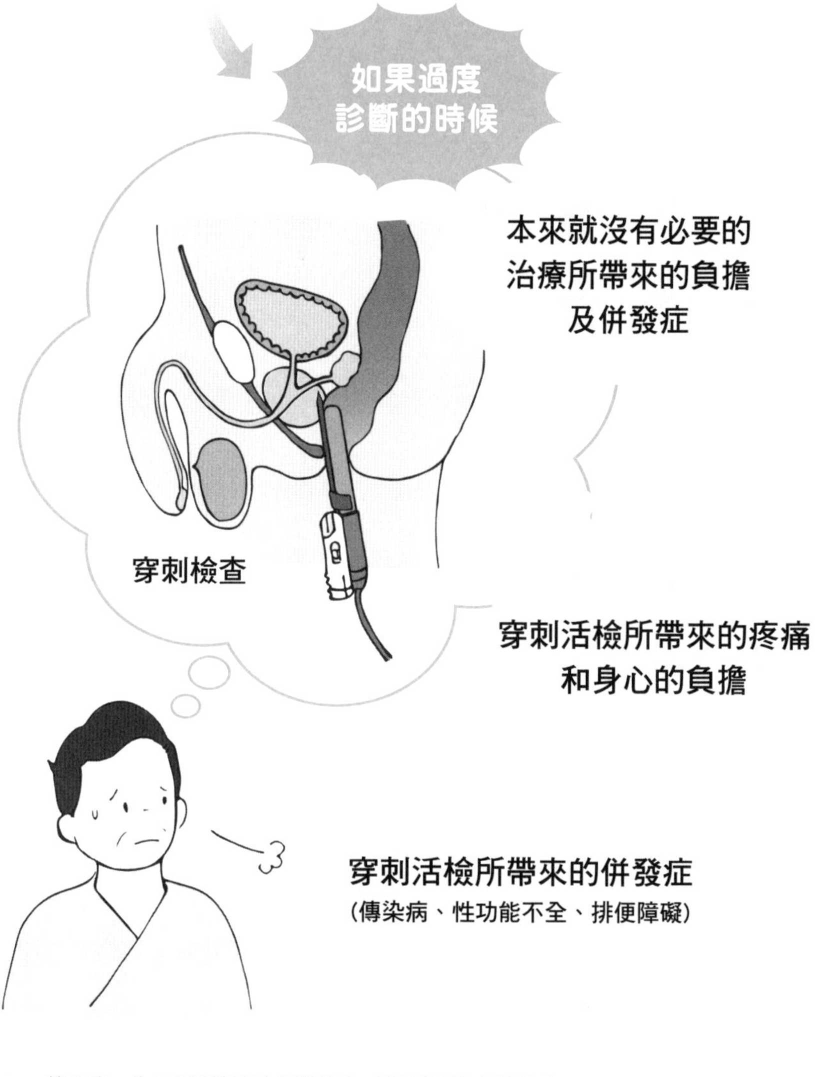

如果過度
診斷的時候
本來就沒有必要的
治療所帶來的負擔
及併發症
穿刺檢查
穿刺活檢所帶來的疼痛
和身心的負擔
穿刺活檢所帶來的併發症
(傳染病、性功能不全、排便障礙)

甲狀腺癌檢查的優點、缺點

甲狀腺癌是發生在甲狀軟骨前端（喉結）下面約10克～20克小小器官上的癌症。甲狀腺癌是一種女性比男性更容易罹患，且幾乎都是低惡性度的癌症。但是有時腫瘤會變大，或是移轉到其它器官，所以像這樣**高惡性度癌症的時候，早期發現、早期治療會較有效。**

那麼，2011年東日本大地震所造成東京電力、福島第一核子發電所放射性物質擴散事故，讓人擔心受此影響的福島縣兒童們的甲狀腺癌症是否會增加。放射線造成的癌症發生是需花費數年到數十年的時間，這是由廣島和長崎核爆受難者的追蹤調查當中所知道的。

福島縣在2012年～2014年的3年內，以居住在福島縣18歲以下約30萬人為對象，實行甲狀腺癌的篩檢。而結果顯示截至2014年10月為止，有109人甲狀腺癌呈現「陽性（疑似）」。我想試著去思考這個人數由全國性來看究竟代表著怎樣的意義。

甲狀腺癌的檢查

甲狀腺癌檢查基本是問診加上觸診，必要時才會進行超音波（ECHO）檢查、血液檢查、穿刺吸引細胞檢驗。

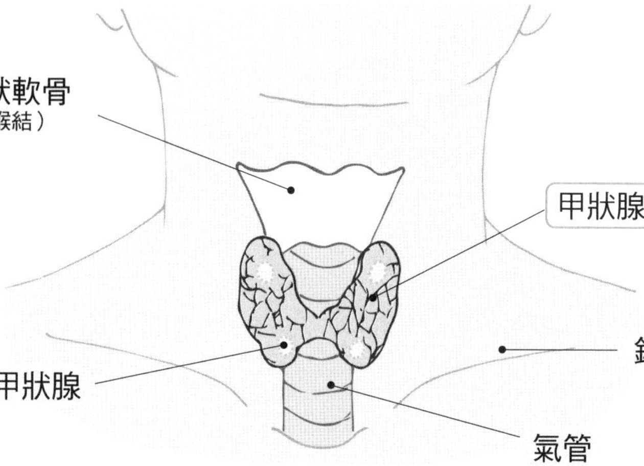

超音波（ECHO）檢查

將超音波照在身體表面，並將器官反射回來的樣子轉換成圖片的檢查。

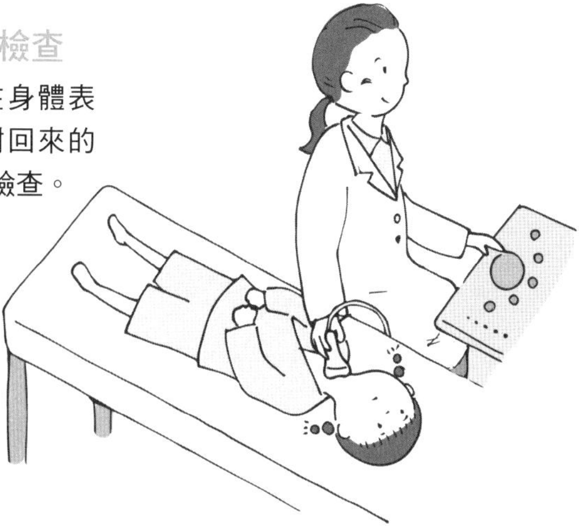

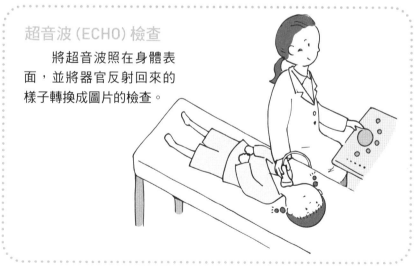

根據２０００年代日本全國甲狀腺罹癌率預估，**在２０１０年時福島縣染病者人數預估只有約２人左右**。所以**１０９人這個數目也表示異常過多**。但是因為很難想像放射性物質的影響會這麼早出現，所以這項數值也許是原本沒有檢查必要的人，檢查之後所發生的過度診斷。也就是說，這１０９人當中可能包含許多**沒有治療必要，也沒有診斷必要的「潛在癌症」（對人體不會造成影響的癌症）**。

事實上，在韓國也曾發生相似情形，造成２０００年代甲狀腺癌症人數急增。韓國於２０００年代開始，利用超音波進行乳癌檢查時，通常也會一併進行甲狀腺癌的檢查，而結果就是發生許多人被診斷罹患甲狀腺癌的情形。

就結果而言，現在甲狀腺癌成為韓國女性部位別罹患率最高的癌症。但是，這些癌症大多數不會對生命造成影響，不論是由甲狀腺癌的死亡率不變來看，或是和地區接受檢查的比例相比較後罹患率偏高來看，我認為大多數都是過度診斷。

有效性不確定的甲狀腺癌檢查

進行甲狀腺癌檢查代表什麼意思？

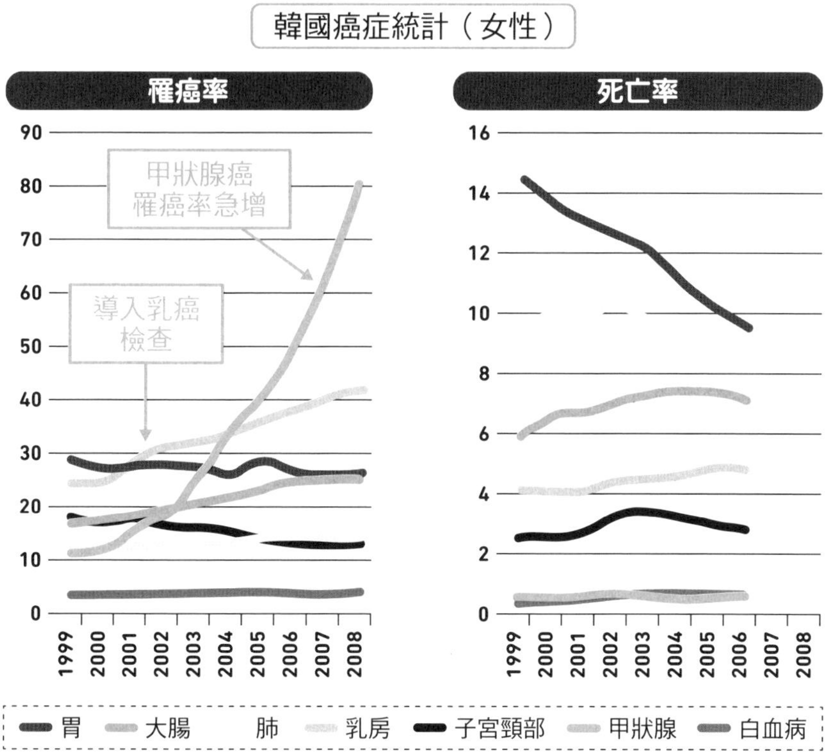

因為進行有效性不確定的檢查

造成檢查導入前將近10倍的
「甲狀腺癌（過度診斷癌症）患者」的出現

為何會發生過度診斷呢？

那麼為何會發生過度診斷呢？那是因為提供和接受檢查的雙方認知「早期發現癌症是好事」的想法根深蒂固的關係。

接受癌症檢查的人對於癌症預防的意識調查當中，針對「可期待療效的癌症預防法」進行調查，發現選擇原本的預防方法項目「改善飲食」和「禁煙」的人數減少，而「癌症檢查和全身健檢」則成為最多人選擇的答案。雖然如此，但**癌症檢查是「為了發現已經在身體當中的癌症」的方式，並不能成為預防方法**。癌症預防還是得靠「**重新審視生活習慣**」才是最有效果、最必要的。癌症檢查是為了找出就算有良好的生活習慣仍會發病的癌症，並且藉此避免死亡的一種方式，如果能有這樣的認知才是最重要的。

而且，引起過度診斷最主要的原因是因為**檢查精準度的提高**，這樣的論點以歐美為中心逐漸展開。

癌症預防最重要的是重新審視生活習慣

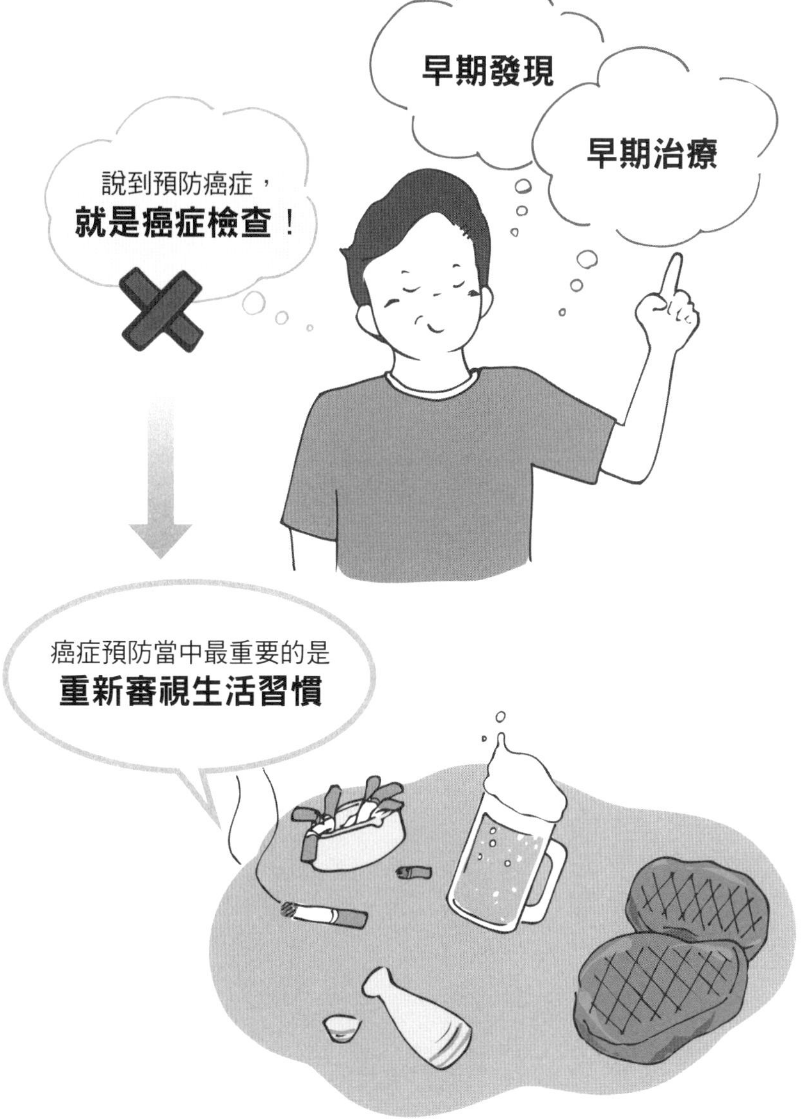
早期發現
早期治療
說到預防癌症，
就是癌症檢查！
癌症預防當中最重要的是
重新審視生活習慣

根據2012年英國醫學雜誌BMJ所發表的論文，引起過度診斷的6個原因如下：

①發現過去無法發現的小小「異常」的技術創新。

②商業性、職業性權利相關的因素。

③利益關係的團體所擴大的病患定義和指導方針的因素。

④懲罰過小診斷（漏看）、不懲罰過度診斷的法律現況。

⑤助長檢查和治療的保險制度。

⑥早期診斷是好事、而且不會發生多餘的風險，這樣文化性、社會性的固有觀念。

在這份論文當中，「要如何防範過度診斷」，也就是主張「要如何才不會傷害到健康的人（不會成為病人或半個病人）」的重要性。但可惜的是在日本，仍有許多助長這些過度診斷的情況（風潮）。

WHO指出慢性病（含癌症）四大危險因子為菸、酒、不健康飲食及缺乏規律運動，為降低癌症死亡率，國民健康署除持續積極推動菸、酒、檳榔，健康危害防制與整合計畫外，並積極向上溯源至肥胖、飲食與運動不足新興致癌因子預防，強化致胖環境監測與改善，推行現代國民營養

不用花大錢!免費癌症篩檢

在台灣每年有超過10,000人死於乳癌、子宮頸癌、大腸癌與口腔癌。篩檢可以早期發現癌症或其癌前病變，經治療後可以降低死亡率外，還可以阻斷癌前病變進展為癌症。

目前政府補助四大癌症篩檢之政策與範圍如下：

免費篩檢項目	補助對象	受診間隔
子宮頸癌（子宮頸抹片檢查）	**30歲**以上	**建議每3年1次**
肺癌	**40歲**以上	**每年1次**
乳癌（乳房X光攝影檢查）	**45～69歲婦女、40～44歲二等血親內**曾罹患乳癌之婦女	**每2年1次**
大腸癌（糞便潛血檢查）	**50～未滿75歲**	**每2年1次**
口腔癌（口腔黏膜檢查）	**30歲**以上有嚼檳榔（含已戒檳榔）或吸菸者 有嚼檳榔（含已戒檳榔）的原住民提前至18歲	**每2年1次**

健檢補助

	對象	次數
成人免費健康檢查	40歲以上未滿65歲	每3年1次
	65歲以上	每年1次

計畫，藉由推動健康體重管理計畫，協助民眾建立健康生活習慣，達成規律運動人口倍增。

那麼，為了避免過度診斷，到底應該怎麼做，首先如同第166頁所述，如果到了目標年紀的話，在一定的接受檢查間隔，接受政府所制定的癌症篩檢（如前頁表格）。關於這些以外的檢查部份，需慎重評估受診的好處和壞處之後，再行判斷。篩檢時如有必要接受精密檢查，務必接受精密檢查，才能藉由精密檢查得到降低死亡率的好處。

癌症檢查是基於對癌症正確的知識，才能做出正確的選擇

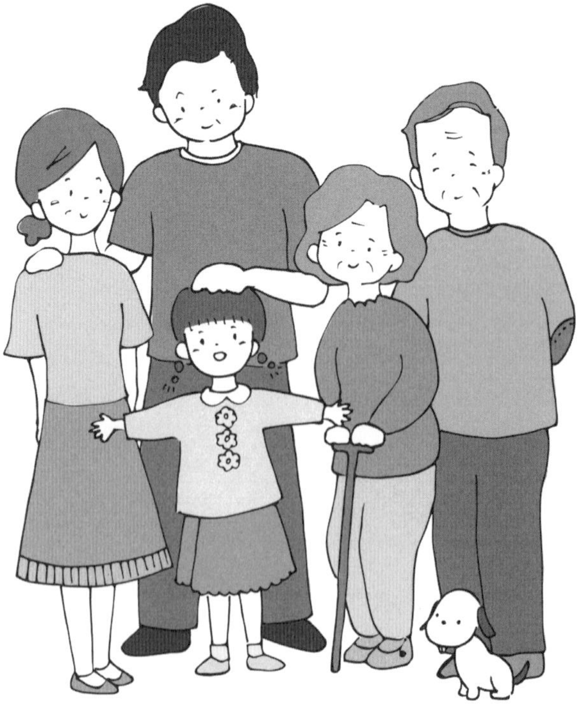

第6章

關於「癌症治療費」你必須要知道的事

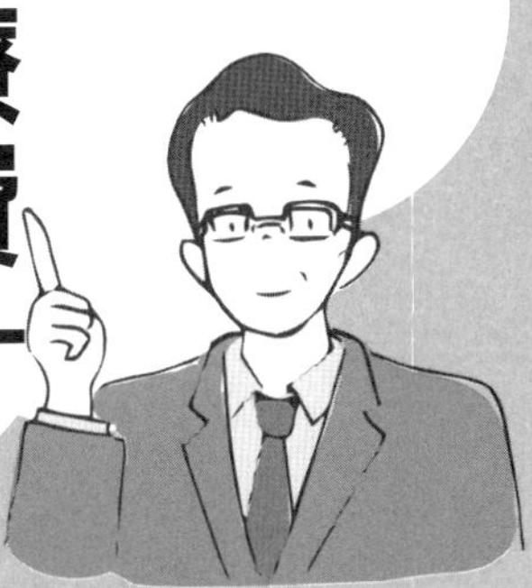

在現在每 2 人就有 1 人罹癌的時代，了解治療癌症所需相關費用，
除了在籌備金錢時能有所助益外，為了避免癌症上身，
也可以了解到改善生活習慣的重要性。

癌症的治療費需花多少錢？

治療癌症所需花費用的費用，雖然會根據癌症部位、進展程度、治療方法不同而有很大的差異，但和其它疾病相比仍屬於高額費用。

根據台灣２０１６年健保癌症用藥支出統計，癌症用藥共花費３２２億元，約占所有癌症醫療費用的38％，其中又以標靶藥物最貴，約占了１２４億，而目前最新的免疫治療沒有健保給付，一個月須自費30至50萬元。

健保局目前針對標靶藥物大多採「有條件給付」，例如需前一種治療失敗、或是符合規定病況。但是標靶藥物對於越早期發現的癌症，治療效果越顯著，因此許多心急如焚的病患選擇自費，以便在第一時間就採用更有效的治療方式。甚至受限於給付期限，當期限終了無法繼續符合給付規定時，依然還是要自行付費。

以下是國人常罹患的癌症會使用的標靶藥物，讓我們看看費用約為多少？

癌症	藥名	型態	費用（僅供參考）	健保（有條件）
大腸癌	爾必得舒Erbitux	注射	15萬～20萬/月	●
	癌思停Avastin	注射	6萬～10萬/月	●
肝癌	蕾莎瓦Nexavar	口服	18萬/月	●
肺癌	得舒緩Tarceva	口服	5萬～6萬/月	●
	艾瑞莎Iressa	口服	4萬～5萬/月	●
	妥復克Afatinib	口服	約4萬/月	●
	癌思停Avastin	注射	7萬～10萬/月	
	截克瘤Xalkori	口服	約20萬/月	
乳癌	賀癌平Herceptin	注射	6萬/三週一次	●
	賀疾妥Perjeta	注射	14萬/三週一次	
	泰嘉錠Tykerb	口服	7萬～12萬/月	●
口腔癌	爾必得舒Erbitux	注射	約30萬/八週	
胃癌	賀癌平Herceptin	注射	6萬/三週一次	

（表格資料來源：商周雜誌 http://www.businessweekly.com.tw/article.aspx?id=11855&type=Blog）

其它常見自費項目

名稱	自費價格
腹腔鏡手術	3～5萬/每次（視部位）
達文西機械手臂手術	20～40萬/每次（視部位）
血液費	3000～6000元/每袋（視地區）
術後止痛針	1500元/每日
自控式止痛設備	6000元
止吐劑	4000元/每針
營養針	4000元/每針
免疫性高蛋白	4000元/每針

（表格資料來源：http://safeins.tw/cancer01/ ）

惡性腫瘤住院天數統計

健保局的醫療統計年報顯示『惡性腫瘤平均住院天數約18.1天』，其中包含了生命末期入住的安寧病床。癌症住院天數比想像中短，甚至有半數都會在7天內出院，如下表：

住院天數	申報件數	占比%
1～3天	57,131	26.0
4～7天	51,479	23.5
8～11天	50,901	23.2
15～30天	38,212	17.4
31～90天	15,022	6.8
90天以上	6,714	3.1
總計	**219,459**	**100**

（表格資料來源：http://safeins.tw/cancer01/ ）

不僅僅是醫療花費，罹癌時家人的照顧費用、薪資損失，對家庭經濟也會造成一定的衝擊。

何謂癌症三大療法？

最後，讓我們來簡單說明關於癌症的治療法吧。

第一，改善生活習慣，雖然癌症的預防是很重要的，但現在已是每2人當中就有1人罹癌的時代。

癌症治療的研究日新月異，癌症治療的選擇也愈來愈多樣化，但在日本被確診為癌症時首先會想到的治療法有**「手術療法」**、**「放射線療法」**、**「藥物療法」**三大主流療法。最近第四種治療法**「免疫療法」**的療效雖然逐漸明瞭，但大多數是屬於不適用醫療保險的診療，所以也並非日本全國各地都可接受治療。

做為參考，所以向您介紹三大療法。

【手術療法】所謂的手術療法，就是利用手術（外科手術）來摘除癌細胞和其周圍組織的方法。雖然也是要端看癌症種類（部位），但**如果是尚未移轉其它器官的早期癌症的話，大多是會做為第一選擇的治療法**。根據厚生勞働省所發表的民調結果，全體癌症患者當中，有超過70％以上的人曾經歷過手術療法。

【放射線療法】所謂的放射線療法，是從身體外側或內側，針對目標器官照射放射線（X光、伽瑪射線、電子射線、質子射線等等），以消滅癌細胞或是作用在癌細胞的基因上，讓癌細胞不再增生的治療法。有時會和手術療法或化學療法併行使用，以緩和骨頭移轉的疼痛，或是讓引起麻痺和疼痛的癌症縮小時也會使用。根據治療方法不同，有時也會無法使用醫療保險，而費用負擔也相對較高。

【藥物療法（化學療法）】使用抗癌藥劑以消滅癌細胞，或是縮小癌細胞的治療法。有時也會和手術療法或放射線療法併行使用。手術療法和放射線療法比較能針對狹小範圍進行作用，相對於此的化學療法可以期望作用至全身，所以無論是移轉的時候或是有這可能性的時候、想要預防移轉的時候、期望對血液和淋巴結能有效果的時候進行投藥。但是，因為作用範圍太廣，所以有時候副作用會對身體造成很大負擔。治療所需期間也會根據癌症種類、癌症發生情形、治療範圍等而有所不同，一般會來回進行數次的投藥和休息時間。

参考文献

本書の執筆にあたっては次の文献やウェブサイトから多くの示唆を得ています。

『科学的根拠にもとづく最新がん予防法』津金昌一郎／祥伝社

『「がん」にならないための5つの習慣』津金昌一郎／NHK出版

『がんになる人ならない人　科学的根拠に基づくがん予防』津金昌一郎／講談社

国立がん研究センター 社会と健康研究センター 予防研究グループ ウェブサイト
http://epi.ncc.go.jp

国立がん研究センター がん情報サービス ウェブサイト
http://ganjoho.jp

『日本人のためのがん予防法　科学的根拠に基づく発がん性・がん予防効果の評価とがん予防ガイドライン提言に関する研究（2016年2月 第3版）』国立がん研究センター冊子

『科学的根拠に基づく発がん性・がん予防効果の評価とがん予防ガイドライン提言に関する研究』
国立がん研究センター ウェブサイト
http://epi.ncc.go.jp/can_prev/

『科学的根拠に基づくがん予防 がんになるリスクを減らすために（2016年第1版第3刷）』国立がん研究センター がん情報サービス冊子

厚生労働省 ウェブサイト
http://www.mhlw.go.jp

本書の執筆にあたっては次の文献やウェブサイトを参考にしています。
※カッコ内に参照している本書のページを示し、原則として最初に参照したページに記載しています。

（p.26）『Public awareness of risk factors for cancer among the Japanese general population: A population-based survey』Inoue M et al.: BMC Public Health. 2006; 6: 2

『Familial Risk and Heritability of Cancer Among Twins in Nordic Countries』
Lorelei A. Mucci et al.: JAMA. 2016; 315（1）: 68-76

（p.44）『Potential Mechanisms for Cancer Resistance in Elephants and Comparative Cellular Response to DNA Damage in Humans』
Lisa M. Abegglen et al.: JAMA. 2015; 314（17）: 1850-1860

(p.46)　『Impact of five modifiable lifestyle habits on the probability of cancer occurrence in a Japanese population-based cohort: results from the JPHC Study』
Charvat H et al.: Prev Med. 2013; 57（5）: 685-689

(p.50)　『Impact of body mass index on the risk of total cancer incidence and mortality among middle-aged Japanese: data from a large-scale population-based cohort study--the JPHC Study』
Inoue M et al.: Cancer Causes and Control 2004; 15（7）: 671-680

(p.53)　『Attributable causes of cancer in Japan in 2005-systematic assessment to estimate current burden of cancer attributable to known preventable risk factors in Japan』
Inoue M et al.: Ann Oncol. 2012; 23（5）: 1362-1369

(p.62)　『Cigarette smoking and risk of coronary heart disease incidence among middle-aged Japanese men and women: the JPHC Study Cohort I』
Baba S et al.: Eur J Cardiovasc Prev Rehabil. 2006; 13（2）: 207-213

『The Health Consequences of Smoking-50 Years of Progress: A Report of the Surgeon General』U.S. Department of HHS. 2014

(p.64)　『日本全国の"ニコチン依存度チェック" 2014』ファイザー株式会社 ウェブサイト
http://www.pfizer.co.jp/pfizer/company/press/2014/documents/20141031.pdf

『脱メタバコ支援マニュアル』ノバルティス ファーマ株式会社 ウェブサイト
http://www.nicotinell.jp/tts/sizai/img/metabako201308.pdf

『すぐ禁煙 .jp』ファイザー株式会社 ウェブサイト
http://sugu-kinen.jp

(p.66)　『最新たばこ情報』厚生労働省 ウェブサイト
http://www.health-net.or.jp/tobacco/front.html

『Passive smoking and lung cancer in Japanese non-smoking women: A prospective study』
Kurahashi N et al.: Int J Cancer. 2008; 122（3）: 653-657

(p.68)　『Active and passive smoking and breast cancer risk in middle-aged Japanese women』Hanaoka T et al.: Int J Cancer. 2005; 114（2）: 317-322

『The Health Consequences of Involuntary Exposure to Tobacco Smoke: A Report of the Surgeon General』U.S. Department of HHS. 2006

『How Tobacco Smoke Causes Disease: The Biology and Behavioral Basis for Smoking-Attributable Disease』U.S. Department of HHS. 2010

(p.70)　『Impact of alcohol drinking on total cancer risk: data from a large-scale population-based cohort study in Japan』
Inoue M et al.: Br J Cancer. 2005; 92（1）: 182-187

『e-ヘルスネット』厚生労働省 生活習慣病予防のための健康情報サイト
https://www.e-healthnet.mhlw.go.jp

国際がん研究機関（IARC）ウェブサイト
http://www.iarc.fr

(p.72)　『Alcohol drinking and colorectal cancer in Japanese: a pooled analysis of results from five cohort studies』
Mizoue T et al.: Am J Epidemiol 2008; 167（12）: 1397-1406

『Alcohol drinking and primary liver cancer in Japanese: a pooled analysis of four cohort studies, IEA World Congress of Epidemiology』
Shimazu T et al.: Int J Cancer. 2012; 130（11）: 2645-2653

『Impact of alcohol intake on total mortality and mortality from major causes in Japan: a pooled analysis of six large-scale cohort studies』
Inoue M et al.: J Epidemiol Community Health. 2012; 66（5）: 448-456.

(p.74)　『Vegetables, fruit and risk of gastric cancer in Japan: a 10-year follow-up of the JPHC Study Cohort I』
Kobayashi M et al.: Int J Cancer. 2002; 102（1）: 39-44

(p.76)　『Dietary fiber intake and subsequent risk of colorectal cancer: the JPHC Study』
Otani T et al.: Int J Cancer. 2006; 119（6）: 1475-1480

『健康日本21』厚生労働省 ウェブサイト
http://www1.mhlw.go.jp/topics/kenko21_11/top.html

(p.78)　『Consumption of sodium and salted foods in relation to cancer and cardiovascular disease: the JPHC Study』
Takachi R et al.: Am J Clin Nutr. 2010; 91（2）: 456-464

『Stomach cancer』世界がん研究基金（WCRF）ウェブサイト
http://www.wcrf.org/int/research-we-fund/continuous-update-project-findings-reports/stomach-cancer

(p.80)　『平成26年国民健康・栄養調査』厚生労働省

(p.82)　『皮膚科セミナリウム 第58回物理・科学的皮膚障害 1.熱傷』
臼田俊和 岩田洋平：日本皮膚科学会雑誌 2010; 120（2）: 173-192

(p.84)　『Meat intake and cause-specific mortality: a pooled analysis of Asian prospective cohort studies』
Lee JE et al.: Am J Clin Nutr. 2013; 98（4）: 1032-1041

(p.86)　『Daily total physical activity level and total cancer risk in men and women: results from a large-scale population-based cohort study in Japan』
Inoue M et al.: Am J Epidemiol. 2008; 168（4）: 391-403

(p.89) 『Atrial fibrillation is associated with different levels of physical activity levels at different ages in men』
Drca N et al.: Heart. 2014; 100（13）: 1037-1042

『A reverse J-shaped association of leisure time physical activity with prognosis in patients with stable coronary heart disease: evidence from a large cohort with repeated measurements』
Mons U et al.: Heart. 2014; 100（13）: 1043-1049

『Redox Mechanism of Reactive Oxygen Species in Exercise』
He F, et al.: Front Physiol. 2016; 486

(p.90) 『とうきょう健康ステーション「習慣的に運動しましょう」』東京都福祉保健局 ウェブサイト
http://www.fukushihoken.metro.tokyo.jp/kensui/undou/undou.html

(p.94) 『Food, Nutrition, Physical Activity, and the Prevention of Cancer: a Global Perspective』
WCRF/AICR. 2007; Washington DC: AICR

『肥満とは』東京都病院経営本部ウェブサイト
http://www.byouin.metro.tokyo.jp/eiyou/himan.html

(p.96) 『フレイルに関する日本老年医学会からのステートメント』日本老年医学会
https://www.jpn-geriat-soc.or.jp/info/topics/pdf/20140513_01_01.pdf

『Frailty in older adults: evidence for a phenotype』
Fried LP et al.: J Gerontol A Biol Sci Med Sci. 2001; 56（3）: M146-156

(p.102) 『Diabetes mellitus and the risk of cancer: results from a large-scale population-based cohort study in Japan.』
Inoue M et al.: Arch Intern Med. 2006; 166（17）: 1871-1877

(p.104) 『Impact of viral load of hepatitis C on the incidence of hepatocellular carcinoma: A population-based cohort study（JPHC Study）』
Ishiguro S et al.: Cancer Lett. 2011; 300（2）: 173-179

『身近な感染症こわい感染症』竹田美文／日東書院

(p.108) 『Human Papillomavirus Infections Among Japanese Women: Age-Related Prevalence and Type-Specific Risk for Cervical Cancer』
M Onuki et al.: Cancer Sci. 2009; 100（7）: 1312-1316

(p.110) 『Influence of coffee drinking on subsequent risk of hepatocellular carcinoma: a prospective study in Japan』
Inoue M et al.: J Natl Cancer Inst. 2005; 97（4）: 293-300

『Effect of coffee and green tea consumption on the risk of liver cancer: cohort analysis by hepatitis virus infection status』
Inoue M et al.: Cancer Epidemiol Biomarkers Prev. 2009; 18（6）: 1746-1753

(p.114) 『笑いと健康事業』大阪府 ウェブサイト
http://www.pref.osaka.lg.jp/bunka/news/warai.html

『大うつ病における精神神経免疫内分泌学的研究』
定塚甫ら: 精神医学 2000; 42（6）: 599-604

(p.116) 『Quality of diet and mortality among Japanese men and women: JPHC Study』
Kurotani K et al.: BMJ. 2016; 352

(p.141) 『Green tea and coffee intake and risk of pancreatic cancer in a large-scale, population-based cohort study in Japan (JPHC Study)』
Luo J et al.: Eur J Cancer Prev. 2007; 16 (6) : 542-548

(p.158) 『Mutational signatures associated with tobacco smoking in human cancer 』
Ludmil B, et al. Science. 2016; 354 (6312) : 618-622.

(p.160) 『がん検診の感度・特異度、検診歴別がん発見率（2011年2月）』大阪がん予防検診センター 山崎秀男
http://www.mc.pref.osaka.jp/ocr/images/data/yamazaki_dr.pdf

(p.184) 『甲状腺疾患の検診／ NCI がんトピックス』 海外がん医療情報リファレンス ウェブサイト
https://www.cancerit.jp/28848.html

Orange Health 09

遠離癌症的生活習慣法

權威醫師傳授 5 大防癌對策，一起逆轉罹癌時代

津金昌一郎 編著

出版發行

橙實文化有限公司 CHENG SHIH Publishing Co., Ltd
粉絲團 https://www.facebook.com/OrangeStylish/

編　　著　津金昌一郎
譯　　者　鄭光祐
總 編 輯　于筱芬　CAROL YU, Editor-in-Chief
副總編輯　謝穎昇　EASON HSIEH , Deputy Editor-in-Chief
行銷主任　陳佳惠　IRIS CHEN, Marketing Manager
美術編輯　亞樂設計
製版／印刷／裝訂　皇甫彩藝印刷股份有限公司

SEIKATSU SHUUKAN NO KAIZEN DE GAN WO YOBOUSURU 5TSU NO HOUSOKU

編輯中心

ADD ／桃園市大園區領航北路四段 382-5 號 2 樓
2F., No.382-5, Sec. 4, Linghang N. Rd., Dayuan Dist.,
Taoyuan City 337,Taiwan (R.O.C.)
TEL ／（886）3-381-1618 FAX ／（886）3-381-1620
MAIL: orangestylish@gmail.com
粉絲團 https://www.facebook.com/OrangeStylish/

經銷商

聯合發行股份有限公司
ADD ／新北市新店區寶橋路 235 巷弄 6 弄 6 號 2 樓
TEL ／（886）2-2917-8022　FAX ／（886）2-2915-8614

初版日期 2019 年 07 月

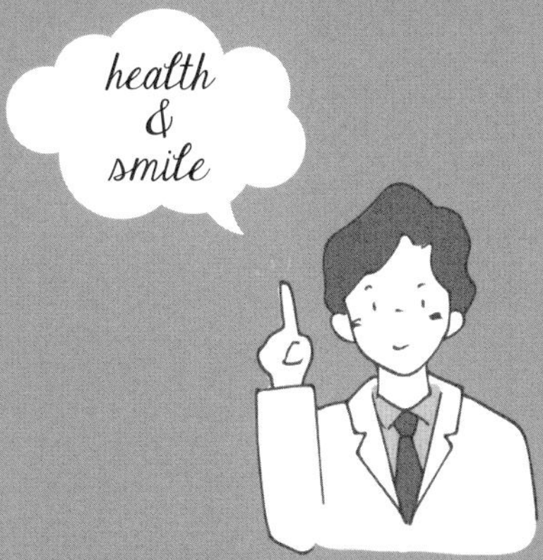
health
&
smile

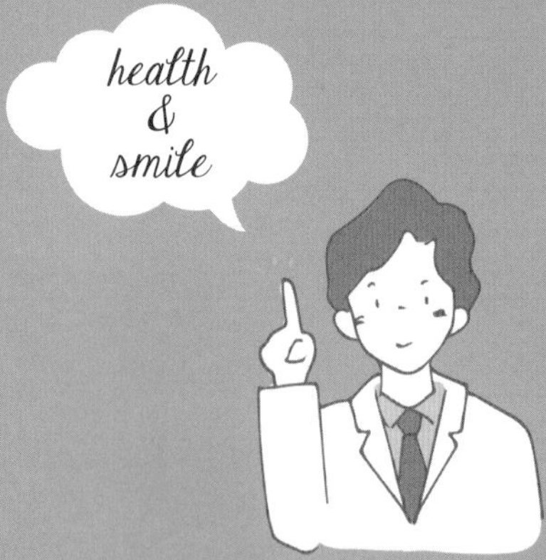
health
&
smile